Leaves Publishing

根

以讀者爲其根本

莖

用生活來做支撐

葉

引發思考或功用

果

獲取效益或趣味

肥胖不是你的錯

Too fat is not your fault

作者◎汪叔游　李邦彥

銀杏──GINKGO

肥胖不是你的錯──根本減重手冊

著　　者：汪叔游　李邦彥
出 版 者：葉子出版股份有限公司
發 行 人：葉忠賢
總 編 輯：林新倫
主　　編：林淑雯
副 主 編：陳裕升
媒體＼企劃：汪君瑜
活動＼企劃：洪崇耀
文字編輯：廖文雅
美術編輯：四季工作室
封面設計：而立廣告設計
印　　務：黃志賢
地　　址：台北市新生南路三段88號7樓之3
電　　話：(02)2363-5748
傳　　真：(02)2366-0313
讀者服務信箱：leaves@ycrc.com.tw
網　　址：http://www.ycrc.com.tw
印　　刷：鼎易印刷事業股份有限公司
法律顧問：北辰著作權事務所
郵政劃撥：19735365
戶　　名：葉忠賢
初版一刷：2004年4月
定　　價：新臺幣 180元
I S B N：986-7609-18-2

總 經 銷：揚智文化事業股份有限公司
地　　址：台北市新生南路三段88號5樓之6
電　　話：(02)2366-0309
傳　　真：(02)2366-0310

肥胖不是你的錯 /汪叔游　李邦彥 著
-- 初版. -- 臺北市：葉子,
2004 [民 93]　面：　公分　-- (銀杏)
ISBN 986-7609-18-2 (平裝)
1. 減肥
411.35　　　93001707

※本書如有缺頁、破損、裝訂錯誤，請寄回更換

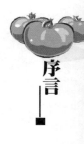

序言

早在三十年前，美國有位艾金斯醫生（Dr. Athins）出版了一本減肥書，狂銷了一千多萬本，長踞時報暢銷書榜首。他主張多吃蛋白質減肥，以美國當年的人口來計算幾乎是每一家都買了他這本書。

可能有很多人依著他書中所指示的去做，吃出了很多健康上的問題，所以美國醫療和食品營養專家，大加撻伐，認爲他只是想迎合社會大眾的大謊言。

最近我看了一本減肥書，只短短的一年多，就已賣了四百五十多萬本，這是有數字可查的，不是出版商在吹噓，可見肥胖是現世紀的時代病，壓得很多人心頭透不過氣來。

我們在北美從事醫療工作多年，常常碰到二、三百磅重的病人，他們舉步艱難，走不了幾步就已氣喘，眞是非常可憐，人生的樂趣全沒有了。

有些病人，因腹部太大，有如一座小山，幾年都無法平躺著睡，只好半躺在安樂椅上，因爲一旦躺下，要二人扶著才能起床，只好不上床了。這不是一本有什麼高深理論的書，只是從中醫的觀點，告訴讀者們一些易行的方法，讓他們心理沒有壓力，樂意去實行。

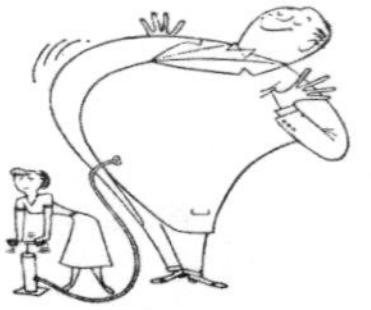

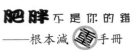

我是一個兼具中西醫資歷的資深醫師，做了二十多年的西醫，深感西方醫學仍有很多無法突破的問題，只好轉過頭來研究中醫，因此特別再回學校，到美國米蘇里大學再攻生物化學，開拓知識領域，希望將來在中醫研究上有所幫助。

也是因緣際會，回臺後臺灣國科會每年都撥有經費讓我做中醫脈學診斷方面的研究，同時因爲在臺灣臺中中國醫藥學院執教，有不少的同道可以在課餘互相切磋，因此對中醫學識穫益不少，直至移居北美，研究從未間斷。

我因爲在研究所執教多年，寫慣了專業論文，內子邦彥認爲我在用字遣詞方面太專業，不適合一般大眾閱讀，故自告奮勇執筆，由我提供一些意見。

她因爲生長在一個醫藥世家，從小就在醫藥領域裡浸淫，寫這類的書，可謂駕輕就熟，其實她從學生時代起，就追隨我岳父在國立中國醫藥研究所做這方面的工作，且年初她才出版了一本中西醫兼顧的食物是你最好的醫藥，頗得讀者好評，如今又寫了這本小冊子，目的無非是深感這時代病的可怕，希望籍此提醒大家要爲了健康著想，教導讀者諸君一些易行的方法，達到減肥的目的。

CONTENTS

目錄

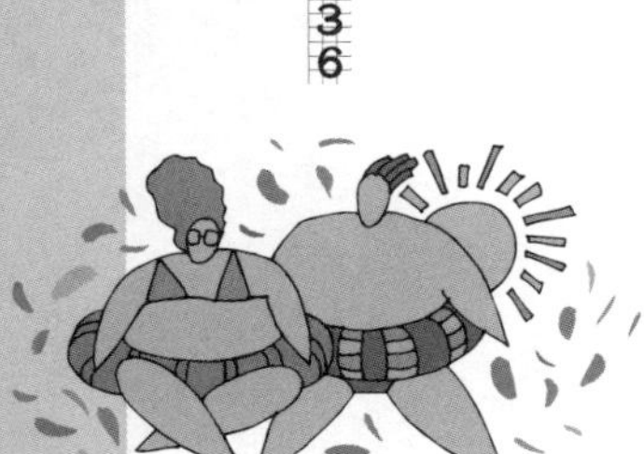

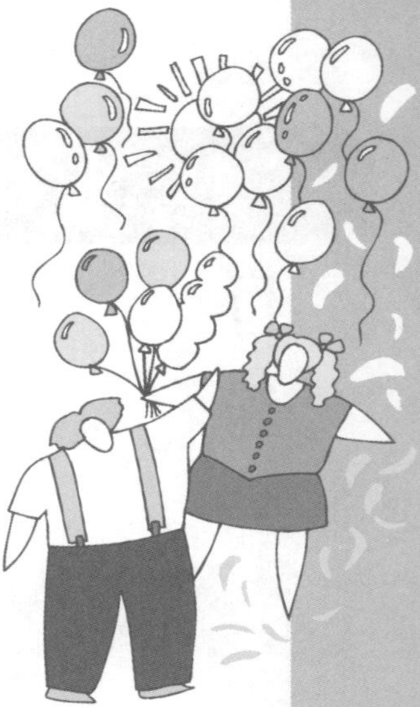

Chapter 3

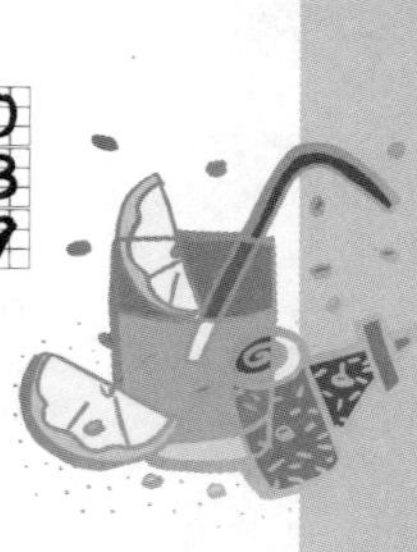

Chapter 4

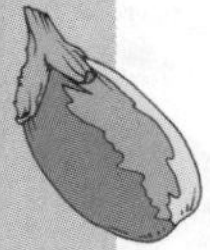

Chapter 5

Chapter 6

Chapter 7

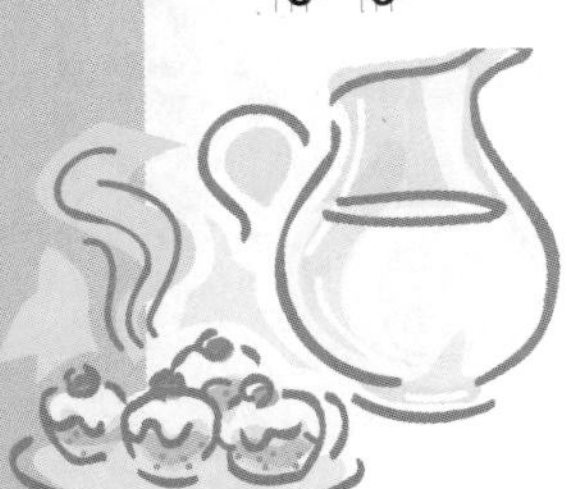

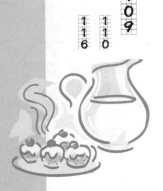

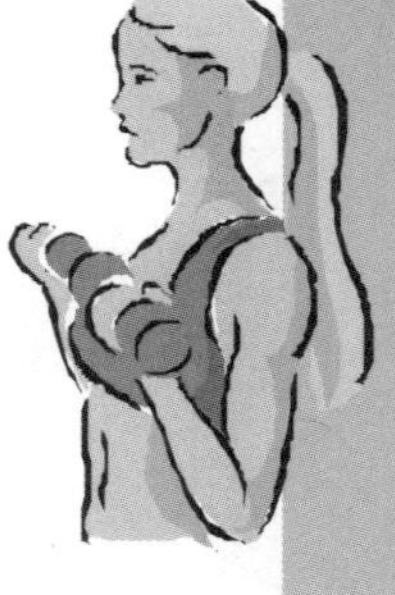

Chapter 8

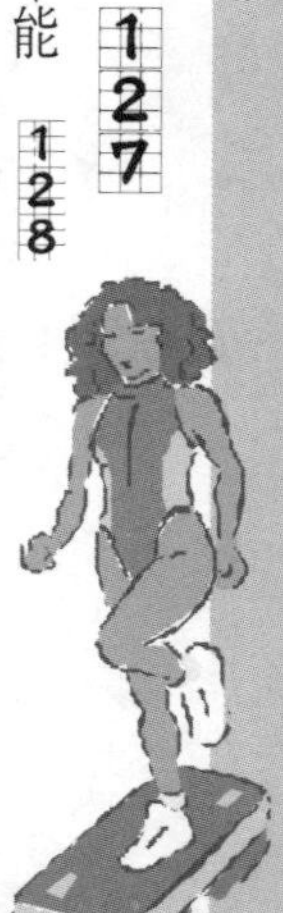

Chapter 9

Chapter 10

Chapter 1

吃出健康的苗條身段

想要保持身體健康和體態健美，
首要注意的就是「吃」。
食物是我們健康和身體活力的來源，
攝取不足或過量的食物，
對身體絕對無益。

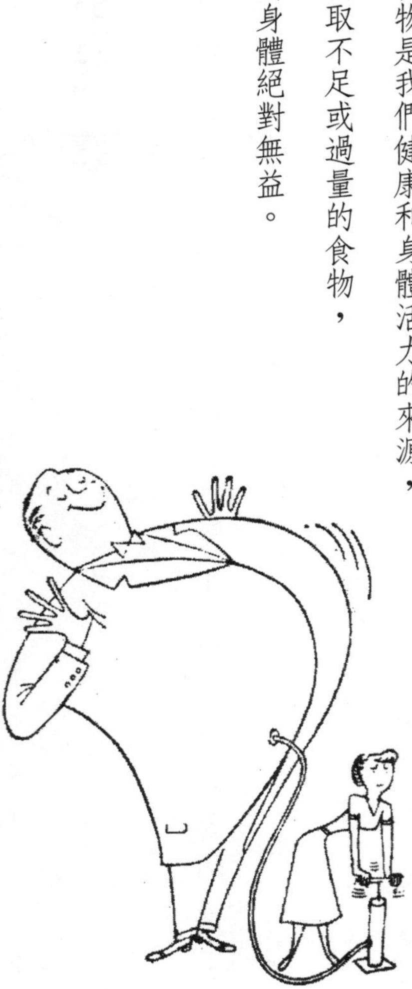

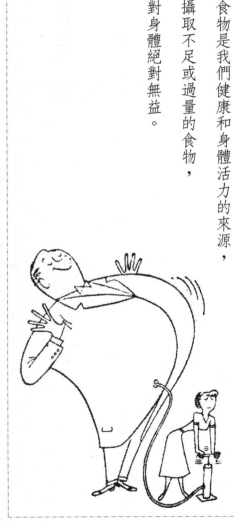

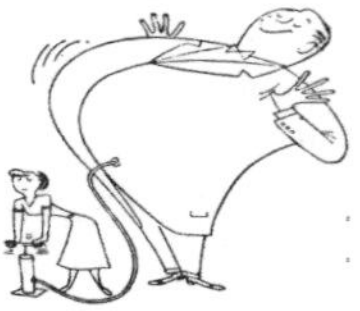

食物是最好的醫藥

在我們成長的過程中，影響健康至鉅的就是飲食了。攝取不足或過量的食物，對身體絕對無益，因此首要的養生之道就是選擇適量且均衡的飲食，不要因爲美味的口感，而養成偏食的習慣。

許多心臟病專家皆一致認爲冠狀動脈疾病會發生的重要因素之一，就是不適當的飲食所造成的。我們知道很多慢性病都是經過長期發展而日趨嚴重的，而不適當的飲食和缺乏運動就是造成肥胖症和導致身體退化的主要原因！原始人類幾乎沒有肥胖症，就是因爲覓食不易，沒有太多食物塡飽肚子，他們死亡的原因也就多半是由於意外，像是被毒蛇猛獸侵襲或大自然的災害等而造成的。

有人說生與死之間在物質上的化學分別，比自來水與蒸餾水間的化學分別還要少。當太多外在的刺激和不當的飲食使我們的生理規則被破壞掉時，疾病隨即接踵而至。因此，我們經常勸戒我們診所的病人，治病首先要從食物著手，只要東西吃對了，加上正常的作息和愉悅的心情，就能夠百病不侵。

如果父母可以從孩童時期就注意培養孩子正確的飲食習慣，當然更好；但其實在任何時候，只要警覺到身體的異狀，都應及時請教醫生，西洋有句諺語說的好"It's never too late!"（永遠不會太遲！），只要適時更正自己的作息或飲食習慣，相信一切都還來得及。

病從口入的原因

人類的身體是一部最精密的機器，每個器官都有各自的任務，大家平日各司其職，然而假若其中有某個器官出了問題，就會拖累到其他的器官。例如肝和腎，這兩個血液的過濾器，若不能克服突然而來的毒素，血液中就會產生高濃度的血毒症，因爲過量的食物對肝臟會造成損害，如此一來，勞苦的重擔便會加諸於其他器官，例如：在肺即會導致喘咳不已；在皮膚，會引起痕癢或起斑疹。同樣的，如果毒素停留在關節，便會引起關節炎；在胰臟，則引起胰臟炎，如此類推。

那麼毒從哪裡來？最常見的首推飲食了，所以古人說：「病從口入」，眞是經驗之談啊！

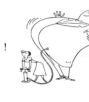

大家喜愛的美食，多半是高熱量和多脂肪的食品，對心臟血管的慢性病理變化是我們肉眼所看不見的，直到發生症狀，才知道自己錯了，卻爲時已晚矣！這種結果當然不是大家所樂見的。其實，只要明白了預防的方法，執行起來並不困難，而且也不必爲減肥煩惱，因爲食不過量，自然肥瘦適中，一個肥瘦適中的人，起碼會比別人多活很多年。

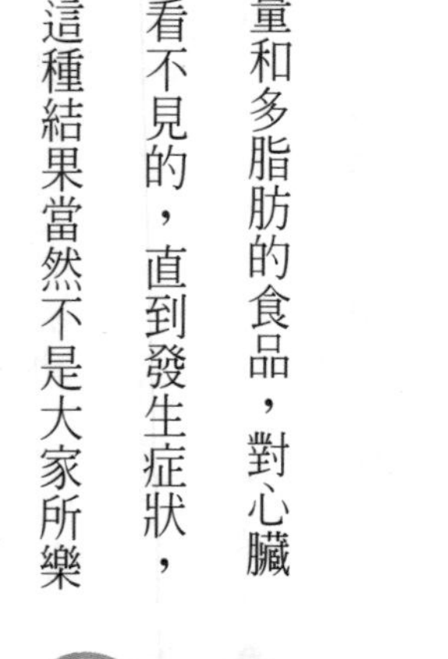

很多人不明白腎和肝的化學作用和功能，除了吃很多不該吃的飲料和食物外，還喝大量的酒，甚至聽信廣告宣傳，吃很多以爲可以強身的藥，結果卻是加重肝和腎的工作。這時如果再因爲急於減肥，吃一大堆亂七八糟的減肥藥，那更是雪上加霜，後果可以想見了。

要保障肝和腎的正常功能，最合理的方法是不使這些器官承受化學藥品的折

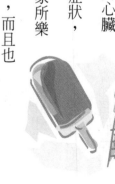

磨，而是以適當且健康的飲食，讓它們獲得該吸收的營養，行使正常的功能。身體健康了，人才活得快樂。即使是著名的減肥藥（Fen-phen）在二十多年前，一度有超過五百萬名婦女服用，最後同樣被發現它會造成心臟瓣膜病變而被禁用。

多喝水才健康？

在人類的天然食物中，就有足夠的水份供應我們身體所需，除非因爲患病發燒，或在酷暑中工作或運動，需要大量飲水之外，通常都不需要額外大量的水。

我們之所以口渴，是因爲食物中有過多的鹽，調味料、甜食和澱粉，這些東西通常會令我們口渴和不適。如果食物中能夠減少這些東西，吃正常清淡的飲食，就不會有那種口渴的感覺，人也會比

肥胖Out

食不過量，自然肥瘦適中，一個肥瘦適中的人，起碼會比別人多活很多年。

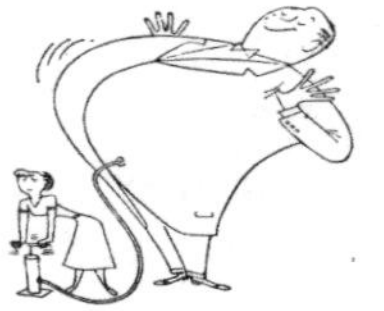

較舒服有精神。

按照中醫的理論，喝多少水比較合適，可根據個人的體質而定。原則上，陽性體質的人代謝較快，可以多喝一點水；而陰性體質的人，就要節制一點。因爲陰性體質的人，若喝多了水，會導致水濕瘀痰等毛病。

如果身體並不需要那麼多的水，卻因誤信了某些不正確的觀念，硬是每天喝下幾公升的水，非但沒有必要，反而會加重腎臟的工作。因爲腎的主要功能之一，就是除去血液中過多的水份。

人體經由腎小球過濾及腎小管之再吸收把水份以及相關的電解質如鈉、鉀以及鈣等做精確的酸鹼調節，排出過量的水份會流失某些成份而增加內分泌腺體的工作量。而這種額外的工作，也許就是縮短個人壽命的原因之一吧！

在臨床上，也曾因施打點滴和輸血時速度太快或過量，發生暴斃的事件，這就是因爲心臟在短時間內不能負擔過量液體的緣故。

我們已經知道腎臟是用來維持血液中水份的平衡，飲食適當時，肝臟便會從容完善的排除新陳代謝的廢物；當食物過量，胰臟分泌胰島素過多或過少，肝臟不能正常地過濾血液的毒素時，腎臟、肺臟和皮膚就不得不起而代之代爲排泄。然而在履行這個功能時，嬌嫩的腎小球或肺泡便會慢慢損壞，因而造成腎與肺的退化。

引起腎小球退化的最大刺激物是過高的胰島素和自由氧基，以及由蛋白質消化不良而來的毒蛋白酸、金屬及不良藥物等等。

要知道肝臟、腎臟和肺臟都不能在短期內，把身體裡大量的毒素自血液中排除出去，而不傷害到心臟，所以最好的作法，就是愼選飲食。

水果和蔬菜中含有大量的水份與鈉、鉀及鈣等電解質，牛奶的水份則高達百分之八十五，肉類的水份也不少，而水果中的西瓜、木瓜、梨、橘子等水份更是充沛。這些水份的品質，無疑會比加了氯處理過的自來水好很多，也營養得多。

之所以不厭其煩的告訴各位這些，是想讓大家明白飲食對一個人健康的重要性，明白了這些醫學道理，才會更小心選擇你的飲食。

我們試著留心觀察一下，發現凡是肥胖的人多半口味很重。除了鹽和一些有毒藥

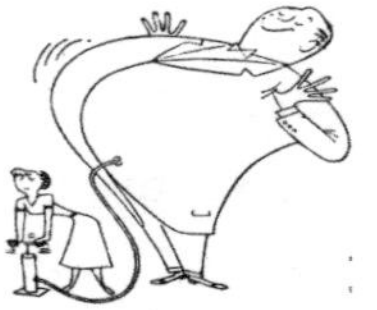

物外，腎臟的主要刺激物是來自肉類的蛋白質及脂質、代謝後的氨基及自由氧基等；若再加上因抵抗力減弱而常服藥，光是以上種種的原因，就會對身體的肝和腎造成超過負荷的重大傷害了。

多吃天然的有機食物

爲什麼所有醫學和營養學家，都勸人要多吃果蔬，多食一些天然的有機物呢？就是因爲這些東西含有很多無刺激性的解毒物質。

葷菜的各種健康吃法

怎麼吃，對健康非常重要，如果眞的很愛吃葷菜，也有各種不同的吃法：

★吃肉時要去掉肥油。

切肉時先把肥油切掉，然後切成薄片，可以和瓜菜豆腐一起炒，一家人分食。

如果要煮豬或牛肉湯，可以先煮好再冷凍，就能把湯上面那些已凝結的油脂拿掉，再加熱喝湯。

★吃白肉（雞、魚）好過吃紅肉（牛、豬、羊）。

★吃魚最好清蒸。

想吃魚，最好以清蒸的方式來烹調，若用煎和炸的方式，都會吸收過多的油脂。

★不要吃炒蛋，最好蒸來吃；若真要炒，配上大量的蕃茄也可以減少用油量。

除了葷菜，平時也要多吃些蔬果。如果想喝果汁，可以用蕃茄汁取代，蕃茄素對身體非常有益，而且糖分不高，可以多吃。

自然食物最健康

自然食品是上蒼對人類的恩賜，它吸收了大地的精華，含有各種維他命和礦物質，是人體必須的營養。而且依春、夏、秋、冬的不同，會生產合季節性的蔬菜；各地方會有適合當地居民口味和體

肥胖 Out

凡是肥胖的人，多半口味很重。想瘦的人不妨飲食清淡些，人會比較有精神和舒服。

質的生產，即寒帶有寒帶的蔬果，熱帶也有熱帶的蔬果。

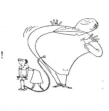

既然萬物都已有其定律了，我們人類千萬不好違反自然。人若違反了自然，有時候往往是自討苦吃。雖說人定勝天，是指我們的意志力，也是勉勵人的話，但是人生存在這大宇宙中，有如蒼海一粟，我們最好順應自然，配合自然，此乃孟子所謂之「天時、地利、人和也」加工過的食品是怎麼也比不上天然的食物。

俗話也有云：「人算不如天算」，人的智慧到底比不上老天的智慧，有時自以爲做出的東西，可以巧奪天工，久放不變，例如：用高科技製出的轉換不飽和脂肪（Trans-lipids），日後才知又做了一些害人害己的事。就像有些不肖商人製造假酒，在食物中添加大量的防腐劑、抗生素，甚至灌鉛、硝等有害人體健康的化學物質，眞不知道他們是不是靠種田來養活自己，以免在市面上買到自己製造的假貨，吃死自己?!

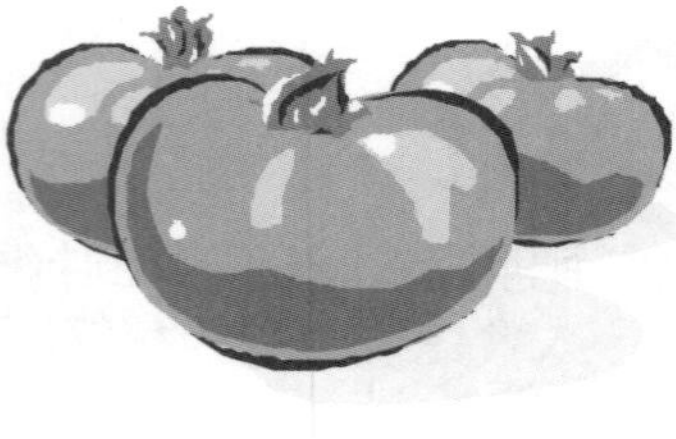

食效之於美膚更勝於化妝品

化妝品的唯一好處，只是使你的臉馬上生色而已。而好的食物卻可以美化你的膚質。所謂好的食物，不一定是山珍海味，更何況山珍海味也未必是好的食物，只不過是有好口感，同時滿足一般人的虛榮心罷了。

眞正有益身心的食物，反而大多都是物美價廉的東西，像是糙米飯、燕麥麩、新鮮蔬果等含有身體所須之各種維他命和礦物質，這些才是能使你的皮膚光潤，精氣十足的好食物。

維他命與美容

★維他命A：除了肝、蛋、牛奶和一些肉類外，豌豆、紫菜、蕃茄、香蕉、紅蘿蔔等也是維他命A含量甚豐的食物，它能使皮膚潤澤，有很健康的氣色。

★維他命B群：除肝、蛋、肉類外，海鮮中也含有很多的維他命B群；此外米麥胚芽、豆類、南瓜以及多種蔬菜也都含有不少這些維他命，讓你的皮膚健康，防止皮膚發炎。

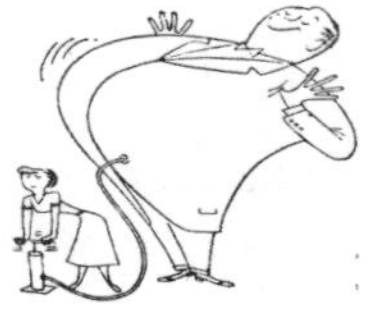

★維他命C：維他命C可以讓皮膚白皙，並增加感冒的抵抗力。像檸檬、柑橘類、豆芽、菠菜、蔥、韭菜、芹菜和扁豆等都含有大量的維他命C。

★礦物質類：例如，鈣可增強皮膚的抵抗力，使骨骼不致疏鬆；牛奶、蛋黃、大豆、蘿蔔、柳橙、海帶等食物，礦物質的含量最多。

★鐵：鐵有補血作用，使人氣色紅潤；蛋、肉類、海藻、芹菜等食物中都含有鐵的成分。而人們常吃的菠菜，因含有另類有機鹽反而有害鐵質的吸收。

★其他：中藥如瓜蔞根（天花粉）、冬瓜仁、珍珠粉……等，都是美容的好食物。

維持標準體重的方法

太胖和太瘦，都有可能是因疾病的影響或內分泌失衡所引起的。

除了基因或疾病的影響之外，一般來說就都是由於飲食習慣不良，才會導致過胖或太瘦。大致來說，胖人愛吃，瘦人挑食，或吃得太少；要是減肥太過份，引起厭食症，也是非常危險的。吃得太多，熱量消耗不完，日積月累積聚起來，會變成大量的脂肪；吃得太少，營養不夠，免疫力減低，當然也是病態。

而想要保持身體健康和體態的健美，首要注意的就是「吃」。吃要定量，不要吃太多，太多不但浪費食物，也容易使身體受累，過與不足都會令我們生病。

其次是休息和運動。休息是我們活力的來源，一個人餓幾天不會生病，例如：絕食示威者可以五天不進食，而中國佛道家的禁食時限則更長。若心志不寧，不休息不睡覺，不用短短幾天，身體就垮了。

運動也不可少，所謂「人如流水，不動則腐。」不動的水會發臭，人不動也會生病；於是胖者愈胖，瘦者愈瘦，都不健康。所以，若想維持標準體重，非得三者兼顧不可。

向誘惑說「不」

說到飲食作息，現代人工作繁忙，應酬也多。每次宴會，大魚大肉不在話下，

In窈窕

如果想喝果汁，可以用蕃茄汁取代，蕃茄素對身體非常有益，而且糖分不高，可以多吃。

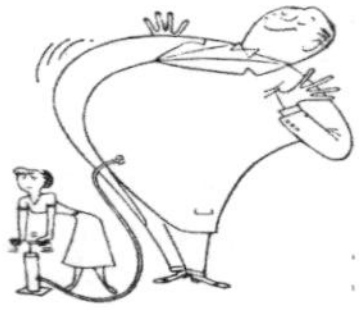

餐會中自然也免不了會有很多人輪流敬酒，因此最好在赴宴前就先想好不喝酒的理由。要知道「酒」含有很高的卡路里，想要減肥的人最好戒絕。如果碰到愛強人所難的傢伙，不妨爲自己找一些不傷情面又合理的藉口，例如：「我要開車！」

開車不喝酒，喝酒不開車。在北美就曾有客人酒醉開車出事，請客的主人家也要受連坐之罪的案例。因此你的客人中如果有人是需要開車回家的，即便就是他想喝，你也要勸阻他，要不萬一他酒醉駕車被警察攔下，甚至是出了車禍，於情於理，你也脫不了罪。

除了喝酒不開車這個好理由之外，其次就是說：「我對酒精過敏」或「我剛服過頭痛藥」，甚至可以說「醫生命令我戒酒」，這時相信再怎麼不識相的人，也應該不會勉強你了。

若是因公出差，千萬不可趁公務旅行時放懷大吃。很多人在公務旅行時，因爲到處都有人招待，盛情難卻，不像在家時那麼容易節制，而且餐餐都是豪華飲宴，再怎麼自制都難免不跟著人家一起盡興，否則多掃興。而且既然是出公差，一切費用當然是報公帳，很多人用自己的錢會很心疼，用公家的錢則大方瀟洒多了，除非你是聖人，否則怎不會乘機假公濟私一下。

另外，忙碌的現代人工作得那麼辛苦，偶爾也要去渡個假，休息一下。如果乘坐豪華郵輪渡假，因爲活動範圍縮小了，且二十四小時都供應有各式美點與豪華大餐，全部皆出自名廚料理，眞是琳琅滿目，美不勝收。實在也很難不讓人食指大動，樣樣都想嚐一嚐。

這些食品和飲料，都不必另外付費，眞是不吃白不吃。正因如此，很多人就會開禁，尤其是人在渡假中，身心皆放鬆，只想盡情享受，當然就更容易情不自禁了。所以，在節食期間最好不要選擇乘坐郵輪的方式渡假。另外，若是到那些熱帶渡假聖地，很多像是雞尾酒、香檳之類的飲料，熱量也很高，若想減肥，最好也敬而遠之。

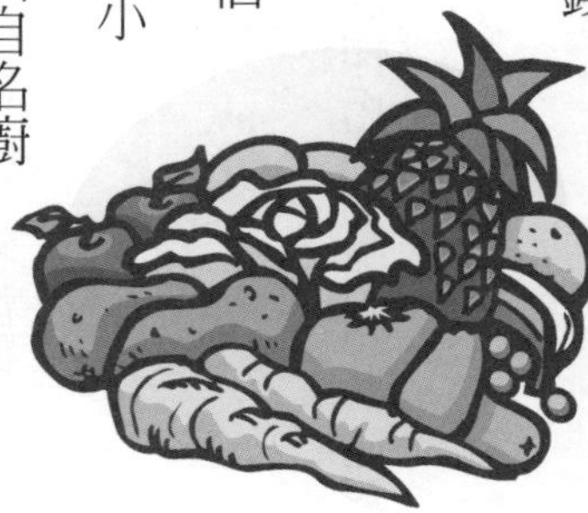

減肥的難關在於意志力的把持，其起源於壞基因核酸對食物的無度需求。上古

原始人體內脂肪不足是捱不過饑荒的，依照達爾文的天演論，存留下來的人類後代不但具有貯存脂肪的天賦，而且還是雙向的；如果食物豐富，在飽餐後就會轉化爲脂肪，反之則調低基礎代謝之設定點以節省脂肪之燃燒。

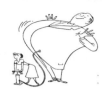

那種油對你最好？

食用植物的種子中，芝麻所含營養特別豐富。它除富含油脂外，還有蛋白質，各種維他命和礦物質、菸鹹酸、蛋黃素、膽鹼等，凡是人體所需的，它都俱備了。

芝麻的功能

★強化血管

一．芝麻裡的蛋黃素，有助於防止脂肪在血管內沉積的作用，若脂肪在血管裡囤積，會使血管變窄，引發心臟病變。

肥胖Out

人在渡假中，身心皆放鬆，如果是坐豪華郵輪渡假，因為活動範圍縮小了，且二十四小時都供應各式美點與豪華大餐，很難不食指大動。所以，在節食期間千萬不可坐郵輪渡假。

二．芝麻裡的膽鹼，能與體內的脂肪酸結合，故能防止脂肪在體內沉積。

三．芝麻中的肌糖，對脂肪有極大的親和力，它能防止脂肪在肝臟凝結。

四．芝麻裡的鹹酸有擴張血管、防止血管硬化的功能。

以上四點就是芝麻在強化血管方面的功能，同時可減低血液中的膽固醇，改善新陳代謝，防止肥胖。

★減緩衰老

非良性的膽固醇（或稱壞膽固醇），是使人類的血管硬化、高血壓、中風、心臟病以及腎病變的罪魁禍首。然而，動植物中亦有好的膽固醇，可以防止血管內膜的病變，減緩衰老。減少食物中壞脂質的攝取量，才是防止慢性病最有效的方法。

★減肥

人體如缺乏B2，會導致碳水化合物的代謝不完全，令人肥胖。而所有食物中，含B2最豐富的，除米、麥胚芽外，首推芝麻。若能多吃芝麻則此類維他命不致缺乏，人也不易發胖。但請注意，飲食仍不可過量。

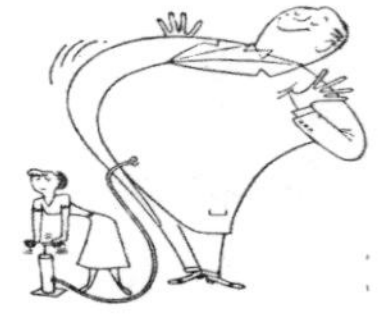

★保護心臟，防止老化

芝麻中除蛋黃素外，還有維他命E，前者可防止脂肪在血管沉積，使血管變窄，後者能讓心臟的肌肉結實。人體若缺少維他命E，肌肉就不易放鬆，心臟是工作最辛苦，負擔最繁重的一塊肌肉，如果這塊肌肉不特別結實，早晚一定會出問題。

★促進發育，治療貧血

芝麻含極豐富的蛋白質，大約有19%至28%，芝麻的蛋白質裡的其中一種氨基酸，是人體內不能自製的，而必須由食物中取得。若缺乏這種氨基酸，孩童便會發育遲緩，甚至神經過敏、行動失常。當然，除芝麻外，其他油類也可能或多或少具有這種功能。

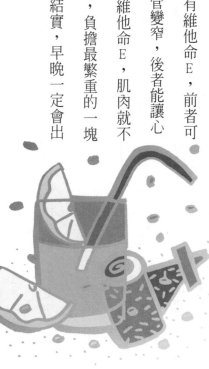

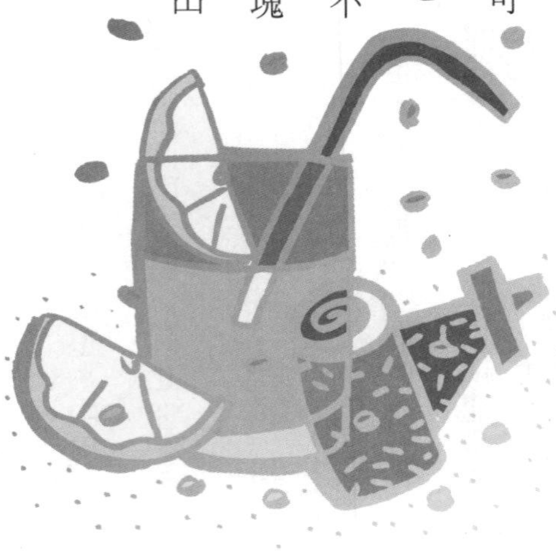

★補腦

芝麻裡的蛋黃素，是滋補腦髓的營養素，其中的膽鹼，和體內的脂肪酸結合，把脂肪酸也變成蛋黃素的妙用，所以有滋補腦髓的效果。

★安定神經

菸鹹酸有安定神經的功效，若缺乏了菸鹹酸，神經也容易失常，常吃芝麻可以滋補神經系統，幫助治療慢性神經炎以及末梢神經麻痺，同時對過敏性的神經疾患和視覺神經也都有幫助。

★芝麻幫助消化，防止潰瘍

一般食用種子均含磷豐富，但多半欠缺鈣元素，惟獨芝麻是兩者都不缺且極豐的。磷是酸性元素，鈣是鹹元素，芝麻中鈣超過磷，是屬於一種鹹性食物。日常飲食中有很多最後都會變成酸的食物，需要鹹性食物去中和，所以它可以防止潰瘍。

腸胃潰瘍與蛋白質缺乏也有關係，飲食中若蛋白質攝取不夠，會使腸胃的表皮細胞改變，細菌容易滋長，釀成潰瘍，而芝麻裡富含蛋白質，故有助於防止潰瘍。

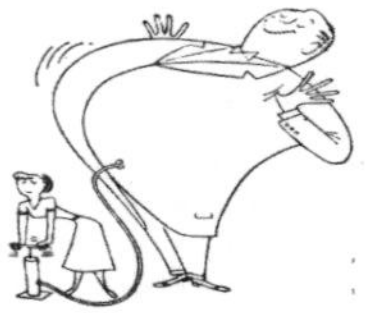

★幫助通便，防止青春痘

有習慣性便秘的人，腸內糞便的毒素會傷害到肝臟，使皮膚粗糙，而且容易長青春痘及癤子面皰。芝麻可通便，故能緩解這方面的問題，間接也幫助美容，使肌膚潤澤。

★防止脫髮及變白

由於芝麻含有大量的鈣質，故可防止頭髮脫落和變白。

所以，讀者們千萬別小看這神奇的小東西，它絕對是人類最理想的食物。因此我常勸人多吃芝麻，尤其是黑芝麻。當然，也因爲如此，在所有的食用油中，麻油最好，尤其對決心想減肥的人，有著很大的幫助。由於大多數人聽了芝麻的功用皆半信半疑，故在此詳加說明。

In窈窕

人體如缺乏B2，會導致碳水化合物的代謝不完全。若多吃芝麻則此類維他命不致缺乏，人將不易發胖。

Chapter 2

為什麼會胖？

肥胖到底是遺傳？

還是後天飲食和生活習慣所造成的呢？

做過這方面研究的專家一致認為，

雖然遺傳基因可以影響兒女的體質，

但人類後天的飲食和生活習慣

才是致胖的最大原因。

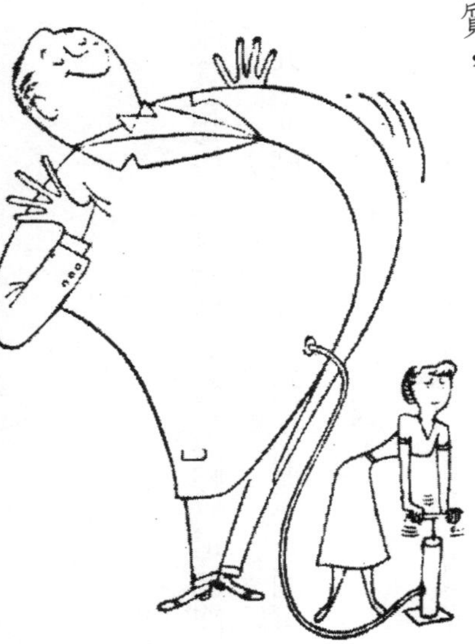

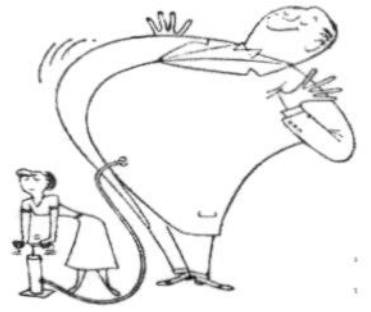

肥胖是誰的錯？

肥胖到底是遺傳因素居多，還是後天的飲食和生活習慣造成的？關於這個問題，多年以來，已有不少專家做過這方面的研究。他們一致認爲，雖然遺傳基因可以影響兒女的體質，但後天人類的飲食和生活習慣才是致胖的最大原因！

很多肥胖的父母，他們的兒女不一定肥胖；反之，兒女肥胖，父母體格正常的也很多，由此可見遺傳基因不是致胖的最大因素。但是同卵雙胞胎之一如果肥胖，另一個患肥胖症的比例就必高。

雖然在我們日常所接觸的人群中，父母與兒女皆胖的例子不少，這也的確是與基因有關，但是擁有這種肥胖基因的人，還是有很大的努力空間，如能及時醒覺，節制並選擇合適的飲食，同時養成勞動的習慣，還是可以及時糾正過來，回復較正常的體重。不能因爲自認擁有肥胖的遺傳基因，就認定了天命如此，無法扭轉乾坤，自我放棄。

這是大錯特錯的自我設限想法，因爲即使是百分之一百擁有這種肥胖的遺傳基因，比重也只不過是百分之三十，你還是有百分之七十的空間自我努力。

更何況造成父母肥胖的原因，有很多也是因爲超量的飲食，和不愛勞動的生活習慣所造成的，這種後天因素，實與遺傳無關。你只要不像他們一樣超量的飲食和養成勤勞的生活習慣，絕對不會和他們一樣超重的！

教養方式與兒女肥胖有密切關係

當你明白了這種因果關係之後，就知道肥胖的遺傳基因，並不像其他疾病的遺傳基因那麼可怕，因爲這種後天因素的控制權在每個人的手中，尤其是在飲食方面。

因此父母教養的方式，與兒女肥胖有密切的關係。如果父母放縱飲食，又懶於勞動，孩子習慣了這種生活方式，眞是想不胖也難！因此完善的飲食規劃應在人生起點時就做好！

我們診所有位病人，年紀雖然不大，但是健康已經亮起紅燈。這都是肥胖惹的禍，她雖然很努力在減肥，但是瘦了幾磅後，不久又回來了。這樣反反覆覆，令她

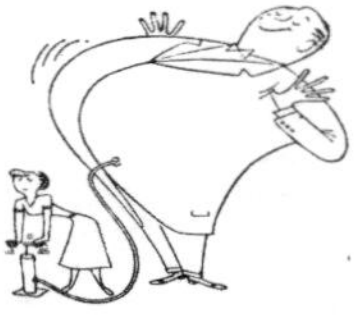

非常煩惱。

爲什麼會這樣？這就是從小的生活習慣使然。她的兄弟姐妹都愛吃香甜的食物，像炸雞腿、炸豬排之類的。由於她媽媽沒有這方面的知識，也因爲兒女愛吃，所以日日供應。

如今，雖然她已出嫁多年，但每次回娘家，她媽媽總是會做一些她小時候愛吃的菜餚給她吃，一大盤一大盤的擺滿一桌，慇慇勸食，她一方面禁不住美食的引誘，因爲每一樣都是她從小到大愛吃的食物；二方面盛情難卻，覺得媽媽辛辛苦苦做出來的菜，她怎好不領情呢？所以，在媽媽聲聲催促之下，她無法放下筷子，直到胃撐不下爲止。

聰明的媽媽，你知道該怎麼做了嗎？愛的方式有很多種，不一定要順從孩子飲食的偏好，一定要以孩子的健康爲重。肥膩多糖及油炸的食物，很多孩子都愛吃，但父母絕對不能滿足他，因爲以長遠的眼光來看，那不是愛他，而是害他！

有遠見的聰明媽媽會爲家人烹調一些多纖維、富含各種維他命的果蔬食物，來滿足孩子的飽足感，讓他們不會感到飢餓，也不會難以消化。

追求口腹之慾，隱藏了日後健康的危機！

現在讓我們來舉幾個例子：丹麥在第一次世界大戰時，由於食物短缺，政府不得不當機立斷，下令宰殺大量的家畜，以節省被牲畜所消耗的五穀雜糧，並將可耕土地，全部用來種植糧食。

這項緊急措施，迫使全國百姓，不得不改變其飲食的習慣，只好全部吃素了。因爲強迫吃素，所以降低了三分之一非戰爭性的死亡率，也因爲糧食缺乏，大家不得不勒緊褲帶，結果卻使得全國老百姓健康情況大爲改善！

同樣的情形也發生在第二次世界大戰期間，由於戰爭對人力物力的消耗，歐洲許多地方的食物都供應不足。像德國，所有食物都受配給限制，每人所能分配到的量，僅僅使人不致於餓死，吃得少，勞動量又大，當然沒有胖子；胖子少，其他慢性病也跟著減少了。

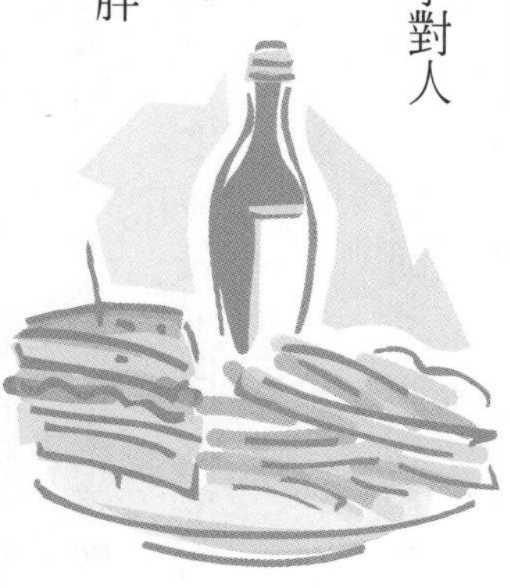

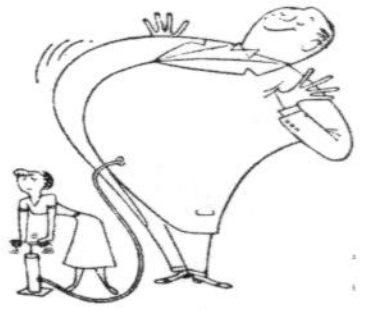

另外還有一項來自義大利的調查，也是相同的結果。第二次世界大戰時，義大利南部食物短缺的情形，比北部嚴重，南北兩地的心臟病和癌症發生率也相差極大，北部是南部的五倍多。當時尚爲青少年的人，因食物不足，成長以後，倒反而少患某些慢性病。

第三個戰時研究報告來自挪威，在二次大戰時，也是因爲食物缺乏，脂肪和熱量均不足的情況之下，在這段期間度過青春期的人，與以上諸國一樣，尤其是罹患乳癌的機率，明顯的降低。

從各種各地得來的訊息證明，當我們追求口腹之慾的同時，已經隱藏了日後健康的危機！太平盛世，當然不可能過戰時那種生活，豐富的物質生活，是每一個人都希望過的生活。然而，伴隨超重所帶來嚴重的健康問題，對個人，對家庭卻都是沉重的負擔！

這是一個肥胖的時代，無論東方或西方，走在街上，極目所望，不分大人和小孩，幾乎大部分都是胖子！

長期有效的體重控制，主要來自健康的生活型態，講求的是合宜的飲食與適當的運動。過重固然會造成健康危機，但不得其法的減重同樣也可能造成健康上的風險，尤其是不當的節食所導致體重忽重忽輕的結果，爲害尤烈。

而且體重控制在情緒上所造成的影響亦不應等閒視之，凡是想減肥的人，在心理上應該認清一點，要想在短期內就減肥成功，不是不可能，但是要付出高昂的代價。過份限制飲食，過著與以往完全不一樣的生活方式所造成的壓力和焦慮，足以造成生理上的紊亂，而心理患得患失的情緒更是痛苦，甚至會造成厭食症，讓健康亮起紅燈！

體重與健康的問題錯綜複雜，所以當你決心減肥的時候，要深思熟慮，不但方法要對，意志力更要堅強，才不會半途而廢，因爲這並非如想像般的容易，不但要持之以恆，還要顧慮到自己生活的情趣。

我們寫這本書的主要目的，是想讓需要減肥的人，將控制體重的問題單純化，讓讀者諸君能明智的抉擇如何達成自己希望的體重。

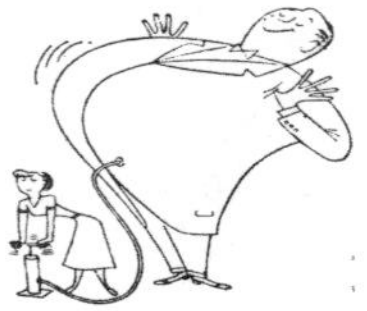

為什麼節制了飲食，還瘦不下來？

回顧人類發展的歷史，我們祖先也像所有動物一樣，覓食非常困難，所以一旦獲得食物的時候，就盡量的攝取，來貯備找不到食物時的能量，在這種飽食與饑餓的循環中，人類身體就演化出一種貯存食物而不立即轉化爲能源的過程，所以就以脂肪的型態預先貯存，讓他們在找不到食物時不致餓死！

因爲脂肪所釋放的熱量較碳水化合物或蛋白質爲高，所以胎兒出生時，在背部肩胛間就儲存的棕色脂肪，是最優良的脂質。

這就是人類生理學上一項很成功的調適過程。

但是今天，這種飽食和挨餓的循環過程，總算結束了，尤其是一些富裕地區，你只要想吃，隨時隨地都可以享受到喜愛的食物，但我們身體的基因指令卻尚未適應這項轉變，還是像我們的老祖宗一樣，會把用不完的貯備起來。

所以，即使你徹底改變自己的飲食習慣，減少食物的熱量，但生理的本能也會跟著調整，降低新陳代謝的設定點，減慢燃燒脂肪的速度以節省熱量之消耗，這是一項極其強大的生理機能。是人類數百萬年來演進的結果。在物資匱乏的年代它保護了人體生理機能的運作，但如今豐衣足食，這項進化後的救命生理機能卻變成負面的了。

當明白這層道理以後，你就明白爲什麼已經節制飲食，卻還是無法如預期般快速消瘦下來的原因了。因此，想減肥的人必須堅定你的意志，以時間來換取成果。

自從農業革命和工業革命成功以後，食物比以往豐盛，生活型態也改變很多，以往人們飽餐以後，男的要下田耕種，或到工廠工作；女的要操持繁重的家務，煮飯洗衣，紡紗織布，餵養牲畜，挑水種菜，從早忙到晚，他們所吃下肚的食物，老早就用光了，所以吃得再多也不會胖。

在汽車還沒有發明之前，不管去哪裡，我們都要步行，就算是騎馬騎牛也要耗費能量，可是如今人人都以汽車代步，僅踩油門就可以了。

以美國爲例，雖然大半以上的人口都在進行減肥，但成效不彰，所以一般美國

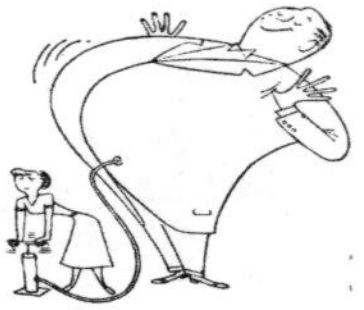

人的體重還是年年高升。

在二十世紀初，人們所有日用所需，大部分來自勞力，可是如今一切有機器代勞，還可以隨時享用各種誘人的食品，這些美味精緻的加工食品，不單是製造脂肪的罪魁禍首，更是致胖的主要原因。

In窈窕

長期有效的體重控制，主要來自於健康的生活型態，講求的是合宜的飲食與適當的運動。

Chapter 3

肥胖是現代文明病

現代社會，文明進步，
競爭大，壓力重，
現代人難免心中苦悶。
有人借酒澆愁，有人縱情飲食，
因為這兩種方法，都是最容易得到，
而且可即時獲得安慰的，
當然就難以節制了。

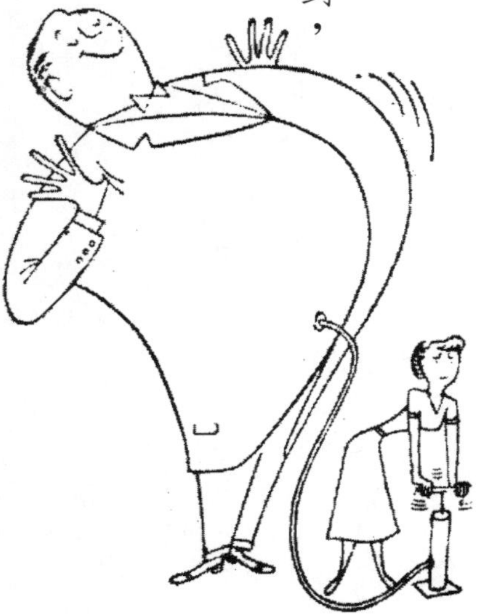

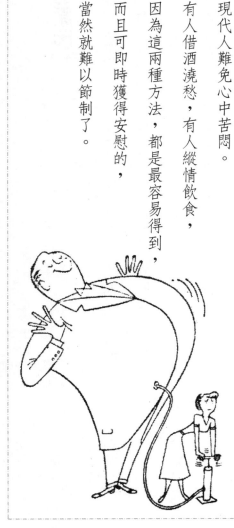

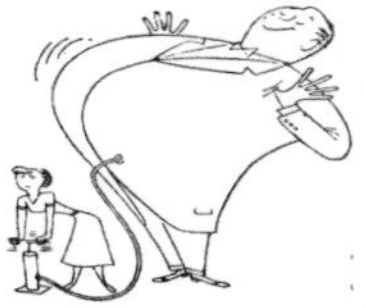

肥胖的原因

肥胖爲什麼是現代病？造成的原因當然不止一個，超量的飲食、過少的運動，社會競爭劇烈，帶來的種種壓力，都是造成肥胖的原因。

農業技術改良以後，各種農產品的量一下子增加不少，除非是生長在落後地區，會發生捱餓的情形外，在文明社會最不缺乏的就是糧食，而且價廉物美，人人都有機會吃得好，也吃得多。

眾所皆知供應市場的所有肉類，都是以工廠方式飼養出來的，這種飼養方式和以前大不相同，牧場主人爲了省錢、省工，都是以架床疊屋的方法，用最少的場地，養最大量的牲畜。爲了把產品快快的送進市場，在飼料方面添加了許多不該加的東西，讓牠們儘快長大，又因爲關起來養，根本不讓牲畜們運動，所以全身上下百分之六十以上是肥油。

我們天天吃肉，理所當然的也就吃進了大量的肥油。何況在烹煮的時候還要再加進不少的炒菜油，如此一來，請你計算一下，作爲一個文明富庶社會的現代人，每天吃進肚子裡的動植物性油有多少？也就難怪滿街都是胖子了。

若以腰圍大小和體重增加相互比較，體重每增加一公斤，腰圍即增加一公分，因爲腹部是身體上最容易長油的部位，一個年紀輕輕的人，若挺著一個大肚子，即使他得天獨厚，貌似潘安，或美如西施，也會大減他們原有的風采。

前面說過，造成肥胖的原因很多，只要找出肥胖的眞正原因，就不難找出對付肥胖的方法。

每個人致胖的原因不同，除了節制飲食一途以外，是否還有其他原因。例如，你的食量並不大，但仍然超重，那麼就要考慮是否運動量不足了。一個人之所以會肥胖，主要原因是貪吃，又不愛勞動。在以往，你何曾看見過肥胖的農夫？他們不但吃得清淡，也工作得辛苦啊！

一個只吃不動的人，就不能只想著節食就以爲可以減肥成功，你必須增加一些運動量，才能把吃進去的熱量消耗掉。又或者你雖吃不多，但吃的食物和方式不

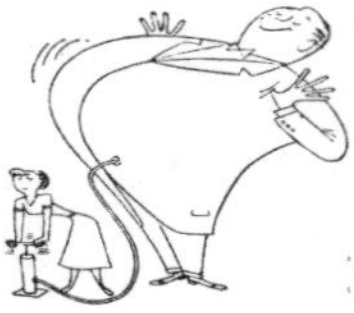

對，也會無法達成預期的效果。

例如：早午餐都隨便吃，但晚餐吃得又多又好，因爲快要上床休息了，所以不能把吃進去的東西及時消化，轉爲能量用掉，這些多出來的食物就會轉化爲脂肪，年長日久，贅肉當然會一天天多起來。而且如果菜餚的味道過重，更難控制飯量，所以想減肥者特別要注意。

又譬如有些青少年不愛吃正餐，卻對各種零食和飲料無法停口，尤其是既香又甜的巧克力糖和冰淇淋的誘惑力更大，這種高熱量的東西，比吃一大碗的白米飯還要高幾倍，如此又怎能減肥呢？

藉「吃」澆愁，愁更愁

現代社會，人口越多，文明越進步，競爭也就越大，有競爭，就有壓力，如此一來，難免帶來不少的緊張和壓力。

自從工業革命以後，很多原本需要人力的工作，都被機器取代了，造成很多人失業。失業是很大的挫折，心中自然苦悶，有人借酒澆愁，有人縱情飲食，因爲這兩種方法，都是最容易得到，而且可即時獲得安慰，當然難以節制了。

此外，無論男女因失戀而發胖的情形也相當普遍，由於心情苦悶空虛，那種驟然的失落感，心理上會想立刻獲得一種補償，於是以飢不擇食的勢態找一些平日愛吃的東西，放懷大吃，一如借酒澆愁一樣。

當然也有人在失意的時候，不飲不食，迅速消瘦下去的也很多，然而這兩者都一樣是健康的殺手，倒不如寄情於運動，因爲運動才是最好的消愁辦法。當你熱衷於某種運動，出一身汗，洗一個澡，心情馬上就不

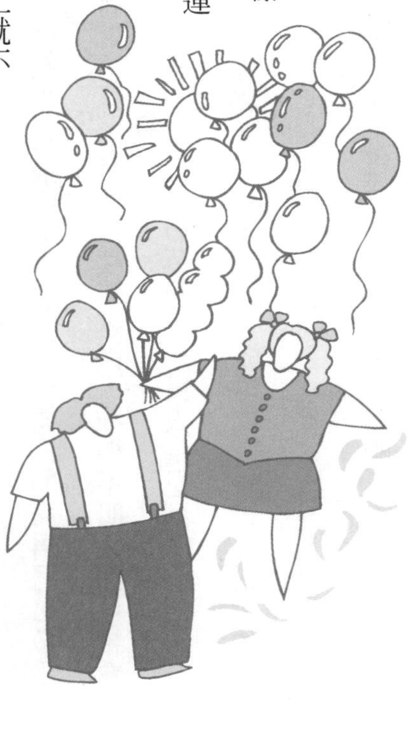

同，人會開朗很多，因爲運動可以帶給人類某方面的滿足。

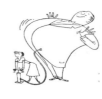

其實人生是曲線成長的，有高潮也有低潮，人世間，即使你的命再好，多少也都會有些挫折，就看你怎麼去面對它了。有些人越挫越勇，不得不叫人刮目相看；有些人一遇挫折，就好像天塌下來了，日日愁眉苦臉，以爲人生已到了盡頭，若你眞是如此想，那可就無藥可救了。因爲，我們生在這個多變的社會裡，最大的競爭者是自己，最大的敵人也是自己。

一位勇者是不怕挫折的。眞正來說，古今中外，所有成功的人物，都會經歷過很多挫折和失敗，他們身經百戰，千錘百鍊，才歷練成爲了不起的人物。

如果你認爲這是人生必然的過程，或者認爲沒有失敗，就不會有成功，所謂不經一事，不長一智，凡事要 經歷以後，才會更聰明，更知道怎麼去做，這是上天給 你的磨練，要你從磨練中汲取知識，不也是一件好事?!

我之所以寫這段話，是有感於不少人身心都很脆弱，例如有些人很想減肥，但既無恆心，又怕失敗，所以到最後總是不成功，甚至百病纏身，眞叫人爲他惋惜。

婚前一枝花，產後變麻花

還有很多人在婚前的時候，身材很標準，眞是人見人愛，但是婚後卻發胖了，尤其是做了媽媽以後，像丟進油鍋中的麻花般開始膨脹起來，這是什麼原因呢？

懷孕中的婦女，營養攝取量較大，因爲是一人吃兩人補，但是一般人只知一個「補」字，卻不知道飲食均衡才是「補」。其實孕婦必須在飲食上做適當的調整，不要只側重於肉類的攝取，各種適量的蔬菜和水果也是很需要的。

生產以後，坐月子期間，也以肉類爲主食，這是錯誤的。難怪讓很多美女，一下子變成了肥婆。

以往因爲物質缺乏，一般貧苦百姓，食物取得困難，大家都是以蔬菜雜糧爲主食，產後當然要吃好一點。但是現在不同了，

肥胖Out

以往因為物質缺乏，懷孕的婦女在產後當然要吃好一點。但是現代人豐衣足食的，若仍沿襲著老祖宗的舊法子，讓產婦天天大量吃肉，不但會過胖，也容易造成營養失衡，危害健康。

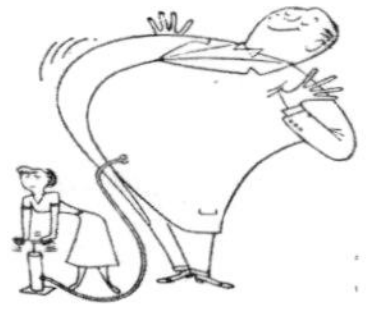

若仍沿襲老祖宗的舊法子，讓產婦天天吃大量的肉，不但會過胖，也容易造成營養失調，危害健康。

本來做母親是一件很快樂的事，卻因爲吃得不得其法，養出了一身贅肉，造成心理的陰影，日後反而要費很長時間甚至金錢，辛苦的去減肥，這才造成了不少愛美的女姓，視生產爲畏途。

因賀爾蒙分泌異常而肥胖的女性很多，這是臨床診斷所獲得的結果，但是賀爾蒙分泌異常，並非造成肥胖的直接原因，極有可能是肥胖以後，胰臟內的生長激素同時增產，它是一種對抗胰島素的物質，才引起生長素等賀爾蒙分泌異常，是比較複雜的相互反應。

不過雖然很多肥胖的婦女，皆有賀爾蒙異常的現象，但是當她們體重回復正常以後，賀爾蒙分泌的異常現象也會跟著消失。

乾杯前請三思

高度繁榮的社會，人人都想著追求更豐富的物質生活，人與人之間的應酬日益頻繁，所以酒類的消耗量也很驚人。

以酒精的濃度來說，由於啤酒的濃度較低，所以無論東西方人士都愛喝它，很多人甚至把它當水來喝，造成滿街的「啤酒肚」。

啤酒的酒精濃度雖不及高粱、伏特加、威士忌等濃度高，但熱量卻不低，而且含有相當高的醣質，若攝取過多的熱量，當然會造成肥胖。

又如部分患偏頭痛的病人，也是因爲飲食不當所引起的。這類病人，差不多都是酒精類引起的頭痛。所謂酒精類引起的頭痛，並不是因爲喝酒的緣故，而是飲食中的糖和澱粉消化發酵所產生的醇，因爲基因中缺少了進一步的酵素，而積聚於血中，這些醇害處很大，故而引起身體的不適。

肥胖Out

大多數人熱愛飲用的啤酒，雖然酒精濃度雖不及高粱、伏特加、威士忌，但熱量卻不低，而且含有相當高的醣質，攝取過多的熱量，當然會造成肥胖，實不宜多喝。

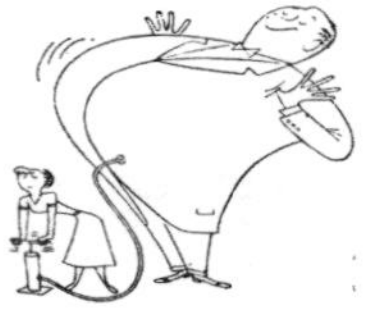

別做「蛋白質女孩」

早在三十年前，美國有位醫生艾金斯（Dr. Athins）出版了一本減肥書，書中主張多吃蛋白質，少吃碳水化合物，狂銷一千萬本，長踞紐約時報暢銷書榜首。

這本書大受美國民眾的衷心喜愛，是因為書中的說法不但可以讓他們吃得油光嘴滑還能減肥，對於一些愛吃牛排美食的胖哥肥姐們，那有比這更美妙的事。若以當年的美國人口來計算，可說是幾乎每個家庭都買了這本書。

但是美國健康醫療和食品營養業的人士，卻大加撻伐，認為只是他想迎合社會大眾的大謊言。果真依照他的減肥法，將會失去蛋白質、脂肪與醣三者間的平衡，終端產物胺氮過多而有損腎臟的健康。

這種減肥方法，其實還有不少後遺症，我們診所有位年紀輕輕的病人，就因為泌尿系統不正常而來看診，查其病史，正是減肥失當惹的禍！

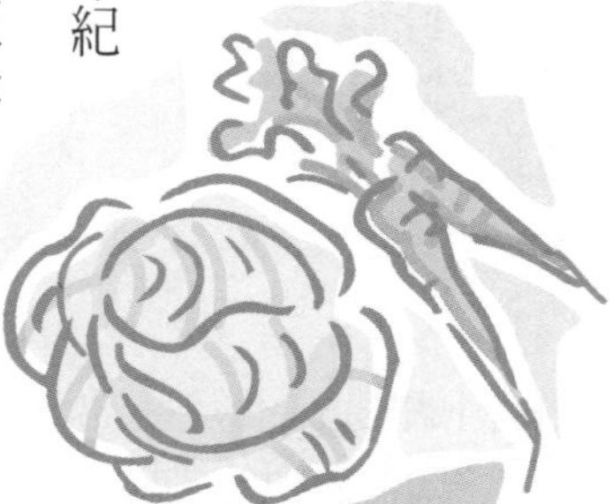

「鈣」到骨子裡去

現代人幾乎樣樣事都有機器代勞，出門也有汽車代步，比起本世紀初的人享福多了，但是現代人無論男女老少，都有腰酸背痛的毛病，按理長期勞累的人，才會腰酸背痛，但現代人即使是四體不動，腰背也常酸痛，這是爲什麼呢？

一般人都認爲骨骼流失鈣質的原因，是因爲攝取的鈣不足，所以很多營養學家常勸我們要多多飲用牛奶。乳品工業也常以大量廣告勸人多喝牛奶，才能改善鈣的流失，其實這只是在商言商的宣傳，實際上剛好相反。

西方人骨質疏鬆症的比例，比東方人更普遍。很多坐著輪椅的並不是很老的老太太或老先生，而是剛過了中年的人，他們從小就飲大量的牛奶，吃大量的肉，哪裡會鈣不夠呢？

事實上，骨質疏鬆症是由一些不同的原因所引起的，其中最重要的就是食用過量的蛋白質！現代營養學的報告很清楚的指出，保持血液中酸鹼平衡對我們身體來說至爲重要，而肉類、蛋及魚類卻是最致酸的食物。

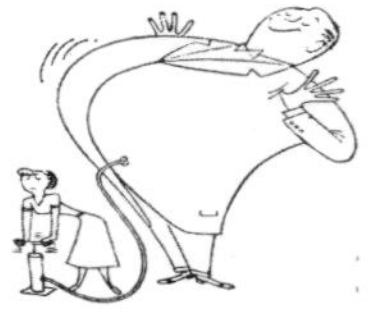

若我們飲食中有太多的酸性食物，就會從骨骼裡抽取鈣質，用這些鹼性的礦物質來保持血液裡的酸鹼平衡，這是天賦給我們奇妙的自衛能力。

如果你平日的飲食是喜素食的話，對你日後的骨骼保護會比較好，因爲蔬菜和水果所提供的鈣會形成強烈的對比。

又如果蔬菜中的鈣磷比例較高，所能利用吸收的鈣質則更多。最能被利用的鈣來自高鈣磷比例的食物，像綠葉蔬菜類。所以，多吃蔬菜不但有助減肥，而且還因爲少吃了肥油，有助保持青春，不致腰酸背痛，即使年紀大了，也不會彎腰駝背。

事實上，攝取的蛋白質愈多，失衡的情形就會愈嚴重，骨質疏鬆的情形當然也跟著愈普遍。像北美、芬蘭、英國和瑞典，這些高度開發國家，肉類和乳製品消耗量也高。

反觀一些窮困落後的國家，每日所攝取的肉類，與以上地區的民眾眞是相差太遠了。像非洲，一生中難有幾次食肉機會，更別說每日喝牛奶了，他們平日食用都是一些低蛋白質的食物，這些食物卻使他們骨骼裡的鈣不會流失。

另外我再舉個例子。生活在冰天雪地裡的愛斯基摩人，因為這些地區幾乎沒有植物性的食物，日常所食都是魚肉和獸肉，他們攝取的鈣質和飲食中的蛋白質都是全世界最高的，然而他們患骨質疏鬆症的比例卻也是全世界最高的。

所以說攝取過量的肉類，不但是罹患骨質疏鬆症的主要原因，也是致胖的主要原因呢！

因此若想控制體重，不致日日加重的人，首先要明白這點，因為所有的肉類都含了大量的肥油，從想減肥的那一天起，要少食肉類，改以清淡的飲食，你減肥的願望才能達成，否則將有如鏡中水月，徒勞無功！

另外還有一些令人更膽戰心驚的證據，證明過高的蛋白質，與肝臟和腎功能的退化有關。過多的蛋白質並非很容易隨肝臟的膽汁或腎臟的尿液排出，肝臟與腎臟必須很辛苦的分解，才能將它排出。

飲食中的油脂及蛋白質愈高，肝臟去毒過濾的負擔就愈大，導致肝門靜脈壓增高，腎絲球發炎及腫大的機率愈大，病情也愈嚴重，這是用動物試驗的結果。

同樣的，人類如果過度食用高蛋白質或高脂肪，我們的肝臟也會像受試驗的動物一樣，產生肝硬化甚至會發生肝昏迷。

腎臟有受損過，或者已經失去了一邊腎的人，通常都可以用限制蛋白質含量的飲食，來確保另一個腎的功能。腎功能有障礙的人，若不限制蛋白質的攝取，而讓他們繼續吃很多肉的話，他們的腎將會迅速惡化。

早期有專家做過實驗，老鼠在餵食動物蛋白質時，長得最快，由於這個發現，而讓一些科學家認爲動物性蛋白質，比植物性蛋白質優異。可是「大」未必就是好，後來重覆做了多次試驗以後發現，這些吃肉的老鼠的確生長較快，可是死得也較早，而且還會出現很多素食老鼠所沒有的疾病。

這本減肥書，並不像市面上大多數的減肥書那樣，只勸人少吃和拼命運動，在可能的範圍之內，我們會告訴大家一些醫學常識，如果懂得這些醫學常識的話，相信就會自動調整飲食，定期記錄體重，而且終身奉行不渝，不再認爲節制飲食是一件苦差事了。

根據我們的臨床觀察，即使不用任何減肥藥，僅僅只是認眞地記錄飲食與體重，就有5%的患者可減少5公斤的重量。

所謂營養，就是飲食要均衡，吃絕對新鮮的食物，包含各種的維他命和礦物質。這些東西，在生物學上幾乎都具有抗氧化劑作用，不但能保護細胞，抵抗周遭的許多致癌物質，也有消化免疫系統的效用。

愛子女從飲食開始

誰會不愛惜自已的身體？誰願意被疾病折磨？其實很多人都是因爲不懂得保養身體的常識，以致縱情飲食，長了一身贅肉，年紀輕輕的，很多不應該有的疾病就已經上身了。

所以，爲人父母的要注意了！小孩肥胖就是你們對孩子愛的偏差。如果每個父母在兒女幼小時就注意孩子的飲食，養成良好的飲食習慣，將來一定有助於提高身

In 窈窕

多吃蔬菜不但有助減肥，也因少吃了很多肥油，而且有助於保持青春，不致腰酸背痛，即使年紀大了，也不會彎腰駝背。

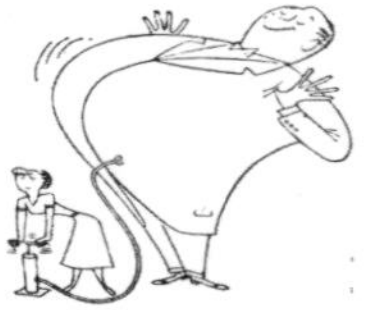

體的免疫功能，減少很多疾病。不要以爲肉類比較營養且味道較香濃，所以不但自己愛吃，也放任兒女多吃肉。殊不知當孩子們吃慣了美味的肉類料理後，就不太肯接受清淡的蔬菜味了。

如果以正確的方法養育孩子，不讓他們營養過剩或偏食，也不會讓他們營養失調，在他們生長發育時期，就把身體照料好，他們將不會被很多不該有的疾病所苦，也不致終身要與肥胖纏鬥了。

中國有句老話說：「物腐而後蟲生」。健康的身體可以阻絕或抵抗外來的不良因素，只有細胞組織已經發生了病變，才會讓細菌或病毒找到棲息之所。

一個滿身贅肉的人，不但行動遲鈍，也少了幾許俊朗的英氣，不管怎麼看就是不美，所以才有那麼多人急著減肥，回復苗條是這些胖哥肥姐衷心的希望。而藥房裡也才會有那麼多花樣百出，種類繁多的減肥藥應運而生，藥商個個大發利市了。

然而急劇的減肥，後遺症很多，有些人還會因爲不當的減肥，或服用不良的減肥藥把命都給送了，實在是令人非常惋惜！

所以不管東方西方，傑出的醫學家，皆認爲養生之道，也就是預防之道。怎麼養生呢？除了好的生活環境之外，好的空氣、好的心境、合適的食物、適當的運動和充分的休息，才是正確的養生之道。此外，飲食不過飽，甚至稍微的饑餓感對腸胃道及肝臟才最好，因爲腦子需要休息，其他臟器也不可過勞。

病是怎麼來的？

美味的食物，不一定是健康食物，所以我們常勸病人，最好吃自己煮的清淡食物，我們會受病痛的折磨，就是因爲我們的飲食中很多都含有有毒的廢物。

加工過的食物，不但損失它本身原有的維他命和礦物質，還添加了不少對人體健康有害的人造香料，例如防腐劑、過多的糖以及油、鹽和味精。這些物品，不止刺激我們的胃腸，其他臟器也同時受害。若長期食用這些食物，不只健康受損，想不胖也難，但就是因爲它味美，所以大家都貪吃。

正常的消化反應，是要消化食物的，但是由於食物中還含有不少廢物，這些有

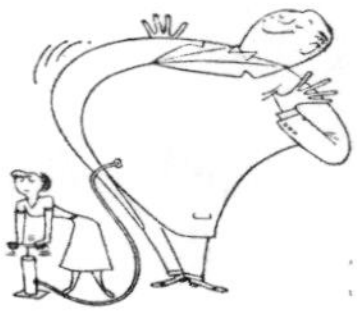

害的廢物在小腸中會損害其纖毛細胞，滯留在肝門靜脈的血液中，損壞過濾器官和排泄器官，包括腎、肝、肺泡、腸和皮膚，這才是致病的眞正原因。

身體因爲要排除這些廢物，這些臟器不得不加倍的工作，時日一久，當然會損耗。肝和腎是重要的排泄器官，肝的自然排泄途徑是經肝細胞到達膽管通過腸，而由糞便排出或再吸收入血液，腎則是穿過膀胱和尿道。

當肝臟不能勝任，無法推展它的排泄功能時，這些垃圾毒物自然被推進血液中，同樣的，當腎臟發炎時，原該由腎排泄的垃圾也被推進血液裡。

那麼在血液中的垃圾該怎麼辦呢？它也一定要找尋一條通道把這些廢物排出去，於是肺就會因爲必須負起這種應由腎排泄的工作而導致喘咳，皮膚就取代了肝的地位，出現皮膚病變。

肺當然不能扮演很好的腎，於是由這個替代性途徑排泄的廢物所引起的刺激，就引發支氣管炎、肺炎、肺痿縮，甚至各種頑固的皮膚病。至於引起哪種病，端看被排除毒素的個別化學性質，以及病患本身的寒熱體質所決定。

所以，膽汁或肝門脈中壅塞的毒物就由皮膚排出，造成很多皮膚病，如癤、疔、粉刺和濕疹之類。這就是皮膚做了肝的替身所引起的後果。細胞膜被有毒的廢物破壞以後，便很容易爲細菌所乘，這就是我所說的「物必先腐而後蟲生」的道理。

還有，血毒症也是因不正常代謝所造成過多的酮體、氨化合物，體內器官變爲被迫清除那些毒物的替代性排除的緊急機構，內分泌腺甚至免疫細胞也被徵召幫忙做排毒的工作，而亂成一團失去平衡。

要知道消化系統事實上是一個化學煉爐，利用食物中的蛋白質、脂肪、碳水化合物、維他命和礦物質等原料，提煉出身體需要的沒有抗原性的物質從而輸出能量，變成我們活動的精力。

若嚥下的食物在小腸發酵不十分完美，將使得具有抗原性的蛋白胜鍵未能徹底的分解而溜進肝門靜脈進入循環，造成強烈的免疫反應，甚至癌瘤。

腸若是不能嘗試儘快擺脫這些刺激物，造成腹瀉排出，就會使小腸痙攣，於是

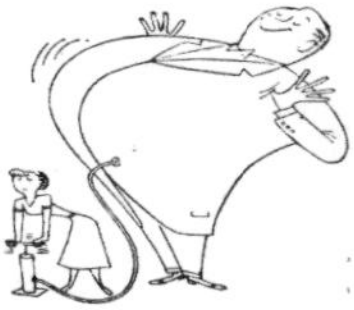

刺激物不能再向前推進，反而造成便秘或腸阻塞。因此小腸可列爲人體第一道防線，它的襯裡（腸黏膜）含有極端精巧與靈敏的纖毛細胞及淋巴腺體，用以抵抗非天然或有害的食物吸收。

經常吸收有害的物質，總有一天會發炎，並破壞那些防禦的組織，小腸內的血液，便要裝載過多的毒物，進入肝門靜脈，當肝竇中的P450去毒及去脂系統因爲不勝負荷時，將影響脂質的正常代謝以及免疫功能失常。

吃得太多，結果不是太胖就是生病

很多人都知道胖本身就會造成很多病，所以太胖的人不長壽，就是這個道理。至於他的病是急性的，或是慢性的，就要看內分泌而定。

當明白了上述等生理現象以後，相信各位一定會知所防範，慎重的選擇有益健康的食物，不會再糊裡糊塗的亂吃了。這是對減肥成功與否非常重要的關鍵，我相信任何人都會知所警惕。

若不幸已經成爲胖子時，也不要像一般人那樣「病急亂投醫。」亂吃減肥藥，把正常的生理機能都攪亂，影響它正常的運作，所以因爲不當的減肥而送命的新聞時有所聞。因此一定要弄明白爲什麼發胖才好著手去改善。

中國有句老話說：「牽一髮則動全身。」眞正說來，飲食不當，何止令人肥胖，其實很多要命的疾病都是因爲亂吃而來。如果明白這些前因後果，對日常的飲食習慣，就會知所調整，哪些該吃的，哪些不該吃的，心中已很清楚。

如果懂得如何保養自己，愼重的選擇飲食的話，才會達成減肥的願望，而且一生健康苗條。

人類若肯回歸自然，吃些清淡新鮮的食物，胖子一定不會這麼多，醫院的病床也不會不夠，減肥更是輕而易舉的事！

如果我們每日的進食量，也正好是我們消耗的量，身體根本不會胖起來。

減肥絕非一蹴可成之事，必須要有決心和時間，若想立竿見影，絕對會損害你的健康。從下決心減肥那一天開始，只要節制飲食，再依照

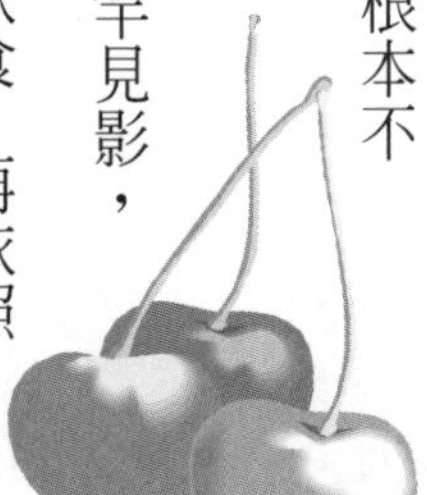

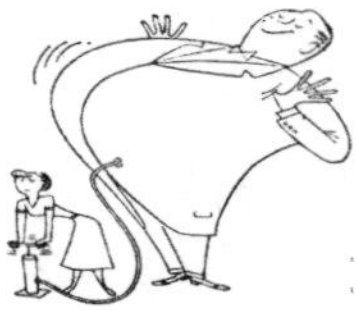

書中所告訴你的方法去做，不但精力充沛、精神愉快、身體健康，體重也會一天天的回復正常，這是我們敢向各位讀者保證的。

In 窈窕

人類若肯回歸自然，吃些清淡新鮮的食物，減肥其實是輕而易舉的事！

Chapter 4

良好的飲食可立即帶來良好的效果

當我們吃了不合適的食物時，
身體會出現疲倦、虛弱、愛睡、免疫力差，
排泄困難和不規則等徵兆；
若吃對了東西，身體獲得好的滋養，
我們所表現出來的就是，
精神飽滿、排泄良好、全身舒坦，
身體和心理都會呈現出絕佳的狀態。

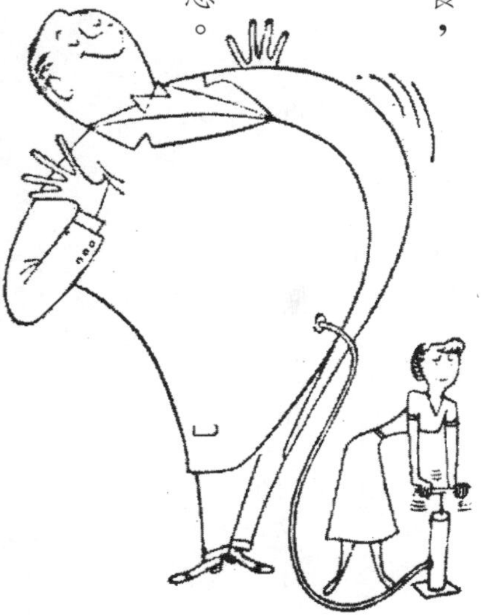

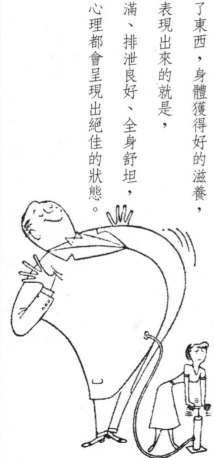

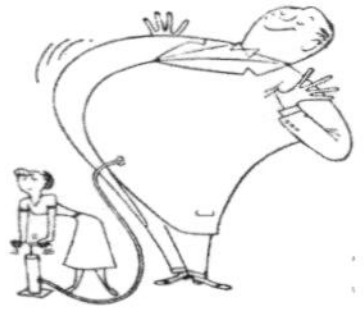

因應大宇宙，照顧小宇宙

每個人與生俱來的本能，就是喜歡吃。

但過分限制吃的權利，不但生理上會反抗，心理上更會因感到委屈，而發生抑鬱易怒及各種不平衡的情緒反應；因此我們必須照顧到身心的需求，並且解釋清楚原委，讓自己權衡利害，才會心甘情願、歡歡喜喜的去實行減肥。

我們都知道食物的好壞對身體健康的影響很大，所以怎麼「吃」？這中間的學問很大。

人體的構造非常微妙，即使是現在，科學家們仍無法一一解開很多生理上的奧秘。假如我們肯用心去觀察，會發現宇宙萬物變化無窮，人體更是如此。

大自然是個大宇宙，我們的身體是個小宇宙，這是人類之所以複雜的原因。因為我們的身體有很多平衡點，而這些平衡點之間如何取得協調，以宗教的角度來說，是造物者精心設計好的，不是以人類的智慧所能理解和改變的。每一個平衡點都像齒輪一樣環環相扣，按照其獨特的一套天然法則去運行。

一般來說，生命是上天設定好的，先天上的基因 就決定了我們日後的身體型態，包括決定體重等的所有因素。

人體的大腦是指揮中心，負責各部門的運作，平衡脂肪、醣類、和蛋白質的新陳代謝，控制人體每種自動運作的東西。例如，血液的流動不只是流體力學而已，其中牽涉到不計其數的賀爾蒙、營養素和各式各樣資訊分子的傳遞。

事實上，血液流動是絕對平衡的，所有分子都會自動前往需要它們的地方。不但時間正好，數量也恰到好處。但若發生失衡情況，長此以往，便會擾亂我們與生俱來的本能。換句話說，就是遠離自然。就像錯誤的飲食，不良的睡眠習慣，生理失常，心理緊張煩惱，都會使得生命失去若干自然本質。因而導致各種生理症狀，疾病及超重問題。

因此我們應該配合大自然生活。如何配合？最基本的一點，便是尊重這些維繫我們生存的主循環。

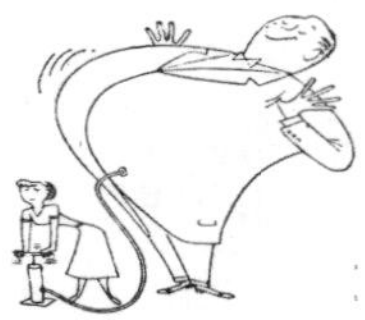

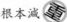

哪一餐最重要？

人體的運作是和太陽在大自然間的功能相呼應著，你應把太陽視爲一種支援人體消化作用的力量。所以應該把午餐做爲一天當中最重要的一餐，這是控制體重的最佳法則。

因爲這段時間消化力最強，轉變的能量也最強，不會留下多餘的脂肪。就像植物一樣，太陽最熾熱的時候就最需要水份，否則就會乾死。所以，在這之前就要澆好大量的水，讓它吸收和蒸發。

正午是身體消化力最好的時候。如果可以把握著這個時間進餐，便會產生最大的精力。讓你一整天都精神飽滿，身心舒暢。

太陽下山了，大自然的一切也都平靜了下來，倦鳥歸巢，人也在工作一天以後，需要好好休息。這時人體的消化能力也跟著轉弱，因此晚餐不要吃得太豐盛，也不要吃太多，稍爲吃一點，不致於感到餓就可以了。因爲轉弱了的消化能力，無法消化的那些食物，就會積存在體內轉化成醣，再由醣轉化爲脂肪，而人就是這樣胖起來的。

這種大自然的轉變，會影響我們的生理時鐘，並對新陳代謝造成顯著的差異。

我們飲食是爲了體力的需要，良好的消化能力可產生良好的精力，和愉快的心境，而不是把消化不了的多餘的食物留在腸胃裡工作，最後在肝轉變成脂肪，日後還要費很多時間努力去清理它。

你如果很重視你的午餐，並且每天在固定的時間進食，你會發現每天自然而然的，在同一時間便感到飢餓。倘若你能終生奉行這種良好又明智的習慣，減肥於你可謂毫無困難，而且肥肉從此再也不會上身。

總之，午餐吃得好，晚上你便不會覺得餓，自然吃得較少。中醫有句格言，「胃不和則臥不安。」晚餐不但要少，而且要清淡，因爲在睡眠的時侯，胃的消化力量最弱，太油、太難以消化的東西最好不要吃。

記住了這兩個原則，你的體態一定正常，不必再爲減肥所苦。

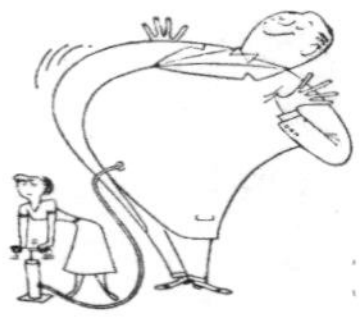

因爲就減輕體重而言，將午餐作爲最重要的一餐，做來絕不是什麼難事，只要觀念和習慣改變一下而已，但卻是最有效，最重要的一環。

人體在休息的時候，體內各個器官的運作都逐漸緩慢，大自然給我們的啓示，是應該靜止下來，好好休息了。

晚上十點是一個非常重要的交接時刻，你如果還不睡覺，或者想起來做些事再上床，那麼這夜就可能會睡不好，倘若經常如此，對你的健康也是個很大的傷害。

你可曾留意周圍一些晚睡晚起的人，精力多半不足，而且比較容易產生沮喪的情緒，這實是養生大忌啊！

不要隨便亂吃醋

在你決定減肥的時候，一定會時常感到餓。這是正常的，不必害怕，也請你謹記一件事，千萬不要狼吞虎嚥、放懷大啖。

細嚼慢嚥慢慢的吃，吃得恰到好處，既不餓，又很舒服，即可停下筷子，這樣才可使胃中消化的食物自動轉化爲精力，再把食物輸送到各器官進行新陳代謝作用，不會留下多餘的脂肪。

蛋白質是必須經過氧化分解的過程去掉抗原性，才能進一步加以處理，爲我們身體所用；饑餓時是消化之火在燃燒，讓我們得以把所吃的食物適當吸收，轉化爲能源，而不是積存爲脂肪。

當體內積存了很多不該積存的聚醣類和脂質類，也就是中醫所稱之爲「痰」的有害廢物時，要想矯正生理上的不平衡是不切實際的，要想減肥，那就要大費工夫，而且難上加難了。

哪些是留存在身體的廢物呢？過鹹、過肥、過甜、過酸的食物。這些食物都會造成惡性的屯積，因此改變飲食習慣和限制飲食，眞的是當務之急，而且也是絕對必要的！

過鹹、過油、過甜的食物的害處，我們已經解釋得很清楚了，他們都是絕對應

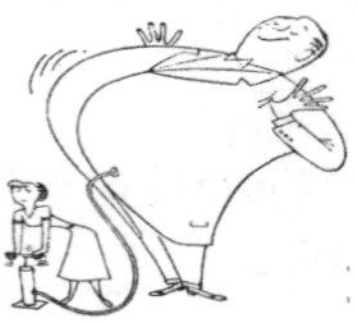

該要避免的有害物質。

那麼過酸又怎樣呢？有人認爲醋可以減肥，想保持苗條的身段，就要多喝醋，尤其是年輕的婦女，更是深信不移。這可能是被人誤導，事實並非如此。

有專家做過試驗，發現在他用含醋膳食作試驗的第九天，有各種不同程度的厭煩，及各種危險的病徵出現。這些病徵包括頭痛、喉部充血、濃痰、心臟作痛、酸性汗水，間歇性發熱、發冷顫及脈搏速度加快等。

試驗結果發現受試者的體重是減輕了，但卻使甲狀腺的機能亢進，同時造成腎上腺機能過低。

醋酸會被血清中的磷化脂所中和，生成有毒的酯，由血液帶到脾或肺，形成結節，中醫稱爲痰飲證。

醋是身體中糖分子的中間代謝物，有時可在尿液中測出，小量的時候它便有刺激性，在攝取大量澱粉而成血毒症時，它更具有與檸檬汁一樣的酸性效果，但它是否可以用來安全地減肥尚有疑問。

好的醋，風味甚佳，是相當誘人的，所以喜愛以醋調味的人甚多。有些省份的人，甚至不可一日無此君，餐餐飯桌上都要擺一小碟醋，而它也的確有開胃和調味作用。

但是若迷信它會減肥，每天飲大量的醋，那就要吃出事來了。它的確能讓你減肥，但是在吃出病的時候，所減輕的體重，實在是得不償失！中醫對食物有五味之說，酸、鹼、甘、苦、辛五味要致中和才是正道。

不過除了上述所舉的那些可以造成身體的惡性物質，使我們感覺不適以外，還有很多好的食物會滋補我們身體。就要看你能不能運用智慧，去選擇對自己身體有用的食物了。

當我們吃了不合適的食物時，身體出現的徵候，就是疲倦、虛弱、愛睡、免疫力差，排泄困難和不規則，體力心情時好時壞，有不正常的舌苔，表示內臟已經出現了問題。

但是當我們吃對了東西，身體獲得了良好的滋養，這時所表現出來的，就是精

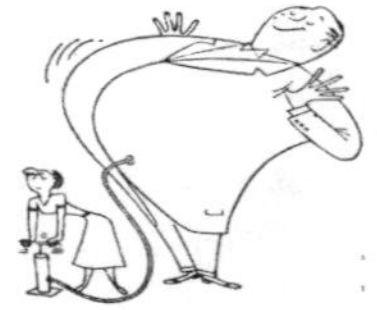

神飽滿、體力絕佳、排泄良好、全身舒坦，身體和心理上都會呈現絕佳的狀況。

不用「口」吃用「腦」吃

每個人的飲食習慣都是從小就養成的，超重的人多半都是因爲飲食不當。所以你若有心減肥，從下決心的那天開始，第一件事就要改變你的飲食習慣，將食物化爲活力，讓你變的既健康又開心。

有不少食譜教人以最少量的肉，就能把一盤加了多數蔬菜的色、香、味俱佳的菜餚烹煮出來，你可以試試看，把平日最喜歡吃的蔬菜，輪流交換著煮來吃，或者自己設計一些食譜，與朋友家人一起享用，增加進餐時快樂的氣氛。

不要認爲自己在節食，是在克制自己，是在受苦、受罪，應該把你設計出來的食譜，做得有模有樣，在很好的氣氛中享受美味的大餐。

如果自己不會做菜，可以請家人協助，他們知道你平日的口味，只要是少油、少鹽、少糖、多高纖維的蔬菜類，每餐多預備幾樣和你一起享用，對你有益，對家人也有益，大家吃得也快樂，哪裡是在受苦呢？

進餐時千萬不要分神做其他的事。譬如不要邊吃邊工作、或看書、或看電視，這是現代人，不論大人小孩常有的壞習慣。應該將全副注意力放在食物上，好好的品嚐，慢慢的細嚼，眞正享受進食的樂趣，把每種食物都視爲山珍海味，難得一嚐的好菜。不要心不在焉的快快吃，吃了多少，連自己也不知道，好像飢不擇食一樣。若你是以這種心理和態度進食，根本吃不出菜餚的美味，當然也享受不到進食的樂趣了。

還有最要不得的一點，就是肚子早已經飽了，但還繼續在吃，自然而然的會超量，還談什麼控制體重，實行減肥呢？不是笑話嗎？

心情沮喪的時候，不要進食，吃飯時心情鬱悶，滿懷心事，好像愁腸百結，雖擺在你面前的是最美味的食物，對你也是食之無味，在這種情形下進餐，絕對會干擾消化功能的，最好是讓心情平靜下來再進食，否則就不要吃倒還好些。

還有很多的父母常愛在餐桌上訓誡兒女，自己不快樂，被訓誡的小孩更不快

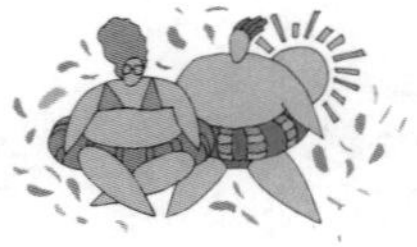

樂，實在有違健康的原則，如果非要談話不可，應該談些快樂輕鬆的事，這樣大家才有心情進餐。更何況古有名訓：「食不言」，意思就是咀嚼食物時不要講話，否則食物會嗆到氣管，若是家中有兒童的家庭，更要避免。

所以在何種氣氛中進餐，不只是對健康來說非常重要的，對控制體重也有很大的影響。

品嚐食物時，意識應集中在享受食物的色香味上，尤其是全家大小一齊坐在餐桌上，那是多溫馨的畫面，每個人都應該珍惜這種幸福，挑些輕鬆的話題，使大家心情平靜愉快。

還有進餐的速度應該和緩適中，要等上一口嚼得很碎，吞下去了才吃第二口，如此不但不會嗆到，而且姿態優雅。從小就給孩子這種訓練，才像個有教養的人。

在上一餐食物還沒有完全消化之前，暫時不要進餐。因爲消化作用通常要四、五個小時才會消化完成，若在消化進行期間，頻頻進食，會擾亂消化系統，造成消化不良。

不餓的時候進食，即使是爲了陪家人一起進餐，也最好儘量少吃一點，避免把胃塞得滿滿的，把無法消化了的食物留在內臟裡，加重器官的工作；一方面浪費食物，二方面對身體全無好處，只是加速囤積脂肪而已。

飯後不要馬上工作或運動，應該坐下來休息十幾二十分鐘，好讓消化系統集中精力工作，把食物轉化爲精力，別小看這短短的十幾二十分鐘，對你的健康是好是壞，有著關鍵性的轉變。

這是一個競爭性很大的世代，人人都在搶時間，連吃飯也一樣。因此，有不少人習慣機械化地吃東西，常常幾分鐘便解決了一餐。有些衛生營養學家，眼看時代已演變至此，不得不提出警告說：「如果麻木的搶時間吃東西，食物不但對你無益，反而有害！」

所以我們要權衡輕重，是時間重要，抑或是健康重

人體的運作是和太陽在大自然間的功能相呼應的，你應把太陽視為一種支援人體消化作用的力量。所以，將午餐作為一天當中最重要的一餐，這就是控制體重的最佳法則。倘若你能終生奉行這個良好又明智的習慣，減肥於你可謂毫無困難，而且肥肉從此再也不會上身。

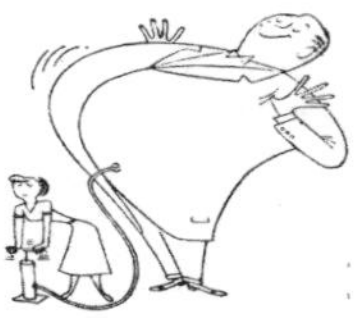

要，沒有了健康，什麼東西都沒有了，哪還有精力工作？！不但要跑醫院排隊等著看醫生，還要把辛苦工作賺來的錢貢獻給醫生呢！

吃一餐熱的流質食物

對於超重的人，我們建議你在每天最好能有一餐是吃流質的食物。

前文已說過，如果午餐吃得好，晚餐絕不會很餓，所以吃碗麥片，或以糙米煮得很爛的粥，或者是以各種蔬菜煮的湯，清一清你的腸胃。

因爲不久就要上床睡覺，當一個人熟睡以後，腦袋休息，腸胃也跟著休息，絕不會令你餓得發慌，反而有助你的睡眠。

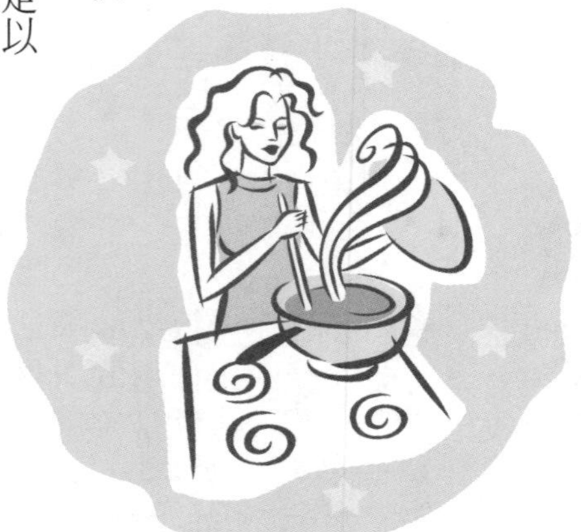

當計畫控制體重時，不妨試試這個辦法，當然在起初的時候會不習慣，所以最好在週末進行，因爲第二天不必上學或上班，你有充分的時間休息；慢慢的習慣以

後，每天都應該以流質食物當作晚餐。

剛開始或許會覺得有點餓，那就喝點熱開水好了，記住不要喝茶或咖啡，因爲茶和咖啡有提神作用，會害你睡不著，也不要喝其他加糖的飲料，只喝熱開水。

爲什麼一定要喝熱的呢？熱的水使我們全身舒服溫暖，這種暖暖的感覺有助於你再度入眠。

其實超重的人，腸胃裡有不少黏性油脂，如果喝了熱水，就像我們平常以熱水洗碗一樣，可以將一些油脂與食物的殘渣一起隨著大便排出，對你的減肥計畫絕對有助益。

請記住，每餐的食物一定是要天然的新鮮食物，不要貪圖方便，到超市買那些切好、包好的冰冷速食品，最好是吃熱食，不要吃冷食。熱食有助於消化，吃過後會讓人覺得全身舒暢。

不吃冷食，也別乘機上館子。節食中的人最好絕跡餐館，儘量吃家裡或自己煮的東西，因爲餐廳的食物太油、太鹹也太甜，不但無助於控制體重，若多吃幾餐的話，就算已經減輕了不少體重，也會很快回復成以前胖胖的你。

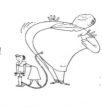

別吃冷冰冰的食物或飲料

避免吃冰冷的食物和飲料，是因爲我們的身體是溫暖的，當然內臟器官也是暖暖的，如果一下子吃進一些冷冰冰的東西，會把胃液凍結起來，食物也會因冷變硬，不易被胃酸分解，將會干擾它正常的消化運作。

西方人士，每到進餐時，必備一杯冰水或冷飲，這對稍懂得生理常識和養生的人看來，眞是不明所以。可是如今不少東方人也學了西方人這一套，忘了老祖宗教我們要喝熱湯的好習慣，卻把不應該學的全學來了。

說到冷飲，很多有心節食的人，聽信了廣告的話，特別改喝少卡路里的飲料，而且很放心的像喝水一樣的天天飲用，也是很不智的事。因爲碳酸氣會干擾消化過程，扭曲自然的飢餓感，使你身體發出不規則和錯誤信號，所以應該戒除飲用這些飲料，改以熱水代替。

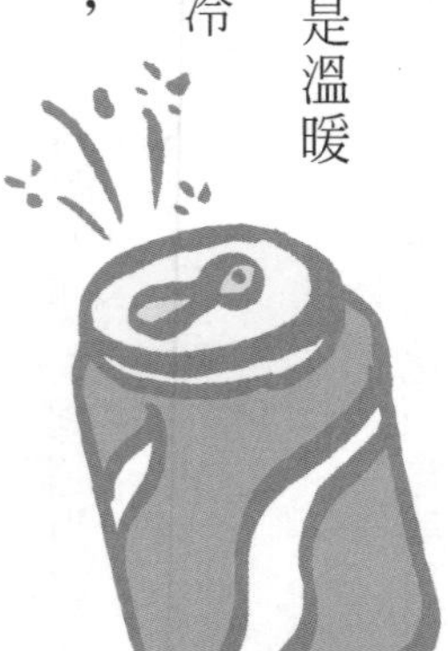

還有西方人多愛吃生菜沙拉，西風東漸以後，很多東方人也愛上這種吃法，認為是一種流行的時尚。其實任何食物都最好煮過才吃，不但合乎衛生，也較易消化，而且風味也較好。

像西方人愛吃生鮮蠔，日本人愛吃生魚片，不但有違生理，也不合衛生，河海被重度污染的今天，任何不經煮熟的東西，都有吃進各種寄生蟲的可能，我們何必冒這種風險呢？

對於計畫減肥的人，除了晚餐改吃流質以外，多吃一些高纖維的蔬菜，蔬菜的營養也豐富，它含有各種的維他命和礦物質，蛋白質也不少，不必擔心營養不良；還有一個一般人不知道的好處，就是那些高纖維食物分解以後，它的纖維可以把食物中的油脂，一起隨著糞便排出，幫助你清除多餘的脂肪。

盡量避免強烈刺激性的食物，例如咖啡和酒，如果你是為了提神才喝，那就錯了，因為喝久了會產生抗性、上癮，愈喝愈多，反而導致疲勞失衡的狀態更加惡化。

很多人不健康的貪吃現象都是胰島素分泌失衡所引起的，這時應該請教醫生，

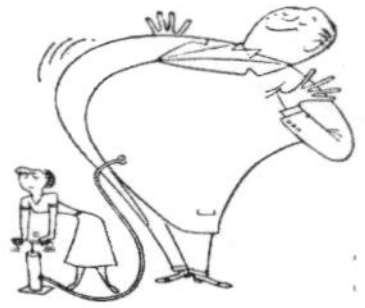

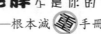

怎樣穩定血糖，緩和消化系統的不適。

當你立志控制體重，對以上改變飲食習慣的建議，或許在剛開始執行時有點困難，但你一定要明白，這些改變不會影響健康，而且都是最簡單的自然法則，這些法則不但可以帶來體重減輕的效果，使你活力充沛，而且身體方面也會有種輕鬆的感覺，是你早就該奉行的。

一旦體會到這種種好處，你便不需要那麼費力，也無需特別克制自己了。

實行一段時間後，相信你會看見效果，不只體力和耐力增加，對疾病的抵抗力也增強了，身體健康，精神也特別愉快，這種感受是很美妙的。

In窈窕

超重的人，腸胃裡有不少黏性油脂，如果喝了熱水，就像我們平常以熱水洗碗一樣，可以把一些油脂與食物的殘渣一起隨著大便排出，對你的減肥計畫絕對有助益！

Chapter 5

延年益壽端賴飲食

很多醫學專家皆認為，
選擇適當的飲食非但可以減肥，
更可延年益壽，
提高生活的品質，
並使晚年少了很多病痛，
過得更安適。

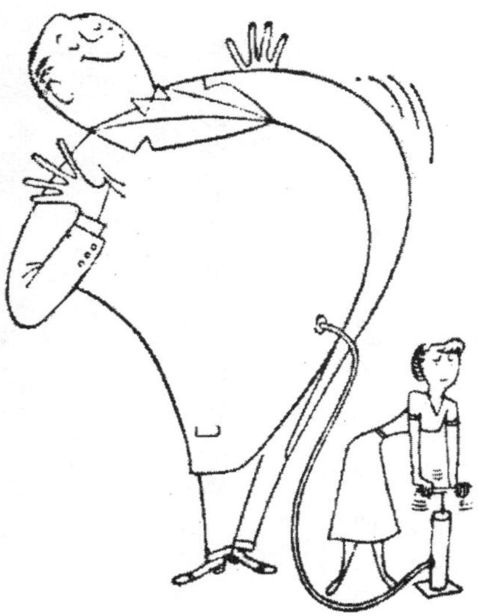

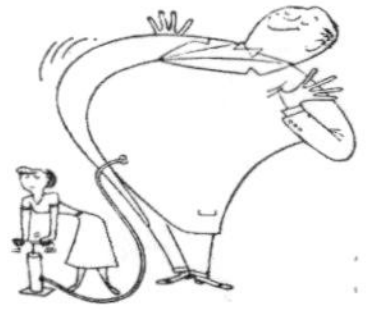

從腰圍預測你的壽命

很多醫學專家皆認爲選擇適當的飲食，非但可以減肥，還可以延年益壽，提高生活的品質，並使晚年少了很多病痛，過得更安適。

所謂適當的飲食，當然是既均衡又營養的食物，它能供給身體各部分細胞的需要。而營養的食物，指的倒不一定是山珍海味，山珍海味只是滿足了我們的虛榮心和口腹之慾，未必能夠營養我們的身體。

其實人類壽命的長短和他的腰帶長短有很大的關聯，在物質短缺的年代，我們何曾見過胖子，可是現在不同了，幾乎有一半以上的人口需要減肥。

這些年不論東西方，慢性病患年年急劇增加，沒有一個國家不爲龐大的醫療費用，而焦頭爛額傷透腦筋。

日常飲食最安全的是不吃加工過的食物，有科學家做過試驗，給老鼠吃天然食物，而且不限餐數，任牠取食，長時間觀察結果，牠們不但健康，而且體重正常。

後來改給牠們吃37%氫化過的轉換脂肪，作爲熱量的主要來源，不久都變得非常肥胖。這時，再給牠們回復吃未加工過的脂肪液，牠們的體重不久又回復正常。

由以上的實驗可知，並不是所有的食物都會使人發胖，而是只有在缺乏某種營養，不能將脂肪轉化成精力時才會發胖。

因此，由以上這個啓示，我們可以得出兩個結論：

一．不能吃過量的食物，過量的食物，最後都變成脂肪。

二．要吃未加工過的天然食物，因爲加工過的食品，營養損失很多，食物中如缺乏可以幫助燃燒脂肪的食物，例如缺少維他命或某些微量元素時，儲存在體內的脂肪，其轉化能力就差了，而脂肪有效的燃燒產生了精力以後，身上的肥肉才會減少。

糙米富含維他命B群，但精緻的白米飯和麵粉因爲把米和麥的精華一併磨掉，剩餘的只是澱粉而已，長期吃這些食物，不但容易使人肥胖，而且有可能增加患各種慢性病的風險。

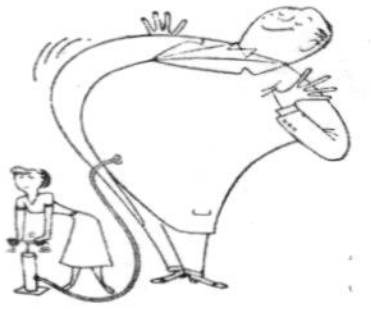

所以，我經常會勸我的朋友和病人們，多吃全麥的麥片和未磨皮的糙米，不但有益健康，且風味特佳。

健康不需要過多的調味料

現代人名利心都很重，大家往往都把心思放在和他人競爭的工作上，一大早出門，深夜才歸，幾乎一日三餐都在外解決。

因爲忙加上有心減肥，所以早午餐都吃得很隨便。其實這是錯誤的！以各種動物作試驗，所得的結果都是負面的。由於忙，很多人在上班途中，不是買一杯咖啡，就是隨便買塊糕點，這些早午餐，非但對身體無益，反而有害。過多的糖和油，不止會製造種種像是糖尿病、心臟病和高血壓等慢性病，甚至癌症都很有可能。

如果早午兩餐都沒有好好的吃，等到吃晚餐時，已是饑腸轆轆了，不知不覺的就會狼吞虎嚥，吃下超量的食物。（由上述的實驗得知超量的食物，會使體內酵素系統忙不過來，以致不能把全部食物轉化爲精力，而使大部分的蛋白質流失，醣轉化爲脂肪儲藏在體內，導致肥胖，甚至引發疾病。）

經濟狀況好一點的人會上餐廳解決他們的午晚餐。所有的餐廳，爲了生意興隆，無不想盡心思使菜餚美味可口，當然油多，糖多，連鹽也多，各種的調味料和味精更是不會少。

一個想減肥的人，對於食物的選擇是非常重要的，而其中，食物裡調味品的用量、搭配也不容忽視。

過多的調味料會刺激胃壁，讓你吃了還想再吃

當然調味料會使食物更加鮮美，但是這些調味料卻是最能刺激胃壁，使之發生急性充血的東西。這種急性充血會產生饑餓感，讓你吃了還想再吃。

味精除了刺激味蕾而改變味道外，也會刺激甲狀腺，並加速心跳，對身體只有害處，沒有好處。而過多的油和糖大家都知道除了口感好以外，實在一無是處。當然，食鹽也是一樣！

中國人把食鹽叫做「味」少放一點，大家都會說：「無味。」無味的菜當然不

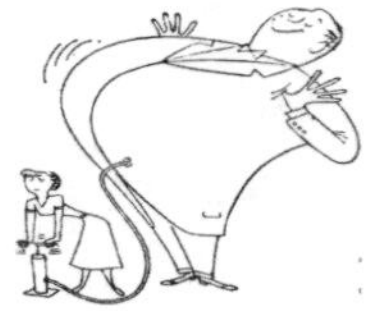

能討好顧客，所以每間餐廳爲了迎合顧客，不得不落「重味。」

我們雖然每天都吃下不少的鹽，但我相信很多人對它的瞭解並不多。

食物製成血液，血液再供養細胞。因此要維持健康，就得瞭解食物的化學變化與消化過程。我們都知道，維持健康的身體，有賴合適的食物，而這些食物必須是天然有機體。無機礦物，即使使用少量，也會引起刺激，更會在不知不覺當中成爲毒害。

過量的食鹽，會引起身體器官的退化

如果大量或長期食用這些化學合成的調味料，及過量的食鹽，會引起身體器官的退化。醫療專家很久以前就已觀察到某些症狀，食鹽可使情況更壞。現在我們才知道，這是因爲食鹽干擾了代謝廢物的排泄，像腎臟病的病人發生水腫，就是血中含過多鹽的結果。

另外食鹽會妨礙尿酸的排泄，使風濕及濕疹的症狀更爲嚴重，這些都是肉眼看得見的表面變化。

爲了測定食鹽對人體的影響，有不少科學家做過試驗，在狗和雞等動物對照試驗中，更證實了過多的食鹽，也可引致死亡。剖驗的結果，發現了因鈣鹽或磷鹽沉積或尿酸結石，充滿了牠們的肝和腎。

如果我們經常攝取過量的食鹽，像那些喜愛重口味的人，是否會造成同樣的影響呢？我想已不須多作解釋，讀者諸君已知其大概了。

事實上，我們在普通食鹽中所取得的氯化鈉，遠超過人體對氯化鈉的需要。況且這些元素普遍存在於食物中，故很少有缺乏或不足的可能。除非是有些人長久採用特殊限制的膳食，或長期在酷熱的天氣下工作，流汗過多，才需要多吃些鹽。

我爲什麼要特別強調這一點呢？因爲現代的都會人，尤其是終日坐辦公室的上班族，流汗的機會並不多，實在沒有必要吃大量的食鹽。

事實上，改變飲食原則是非常簡單的。食品是否美味可口，完全取決於一個人的心理，雖然短期內也許不習慣，但日子久了，自然而然會適應，而且還會吃出其中的美味來呢！

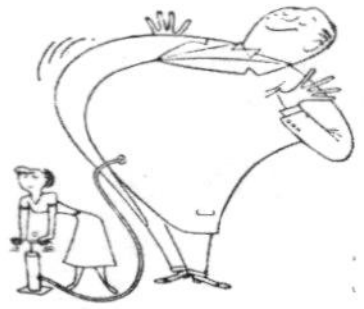

以筆者自身爲例，朋友都知道我吃的食物是完全不加調味料的，起先他們覺得很奇怪，但我勸他們跟著試試看。後來，他們也認爲這種吃法挺不賴的。

因爲，這樣一來，每一種食物都保留了它獨特的原味，這是加上調味料後，就吃不到的原有好滋味。

食肉獸必須承擔的健康風險

現代的人對肥美的食物情有獨鍾，高脂飲食改變了生活於大腸中的細菌種類，其中一種細菌會引起動情激素複合物的分解，結果使得動情激素再次被吸收，血液中的賀爾蒙濃度相對的提高。

高脂食物幾乎都是低纖維的食物，因爲低纖維的食物將增加賀爾蒙的濃度，因此增加飲食中的纖維，可減少賀爾蒙的濃度，使得賀爾蒙從糞便排出。

常吃肉類的人，不但血管容易硬化，影響心臟功能，提高中風的風險，也容易

肥胖Out

過鹹、過肥、過甜、過酸的食物會造成惡性的屯積，是 造成肥胖的主要因素之一。讀者若真想保持苗條的身段，實應遠離。

發生便秘，更比多吃蔬果的人易罹癌症。這是因爲其糞便中動情激素含量，比只吃蔬果的人低。體內動情激素的高低，無疑的與癌症的罹患率有很大的關聯。

人類的祖先，因爲要與猛獸爭生存，所獲得的主要食物幾乎只有野菜果蔬。時代雖然不同，但是他們和他們的後代的生理結構，雖然相隔幾百萬年，在基因的遺傳上，仍然無多大差異。

但如今我們生活方式與自然法則，與我們遠古祖先背道而馳，這種違反自然的生活方式，眞是非常不智！

遠古時代，我們祖先攝取的脂肪，與目前文明人類所攝取的油脂，何止相去千里，簡直是難以比較。而且他們所吃的全部是天然且多元的不飽和脂肪，這些高纖維的食物，不但全部能爲身體所用，而且非常有益健康。

而今天我們大多數人所吃的，幾乎全部都是人工加工過的油類，和精緻的少纖維食物。

這種飲食偏好，普遍存在著各種健康問題。這種結果，乃是源於我們現在的飲食無法和我們身體相配合，因爲飲食中飽和鏈的脂肪及自由基，會破壞細胞膜的表面抗原性和DNA內部的細胞核，而產生各種疾病。

換句話說，我們的消化系統，與數千年前的祖先一樣，這種基因遺傳，不會在短短的數千年而有改變，目前的高脂飲食和生活習慣，其實是違背了上天的主旨。和大自然抗衡的人類，註定要受很多苦。

果蔬為主，肉類為副

日常飲食若能以果蔬爲主，肉類爲副，會減少很多慢性病發生，對健康當然大有助益。

我們每次吃下東西，那些食物便會經過一連串錯綜複雜的生化作用，把我們吃下胃裡的食物轉變爲我們身體的一部分。長期飽食高熱量的人，體內總存在有消化不完全的中間產物情況。在肝臟中積聚了已被P450脫油脂後的水溶性有毒物質，會阻塞人體中所有管道的正常流通。這些管道不但包括血

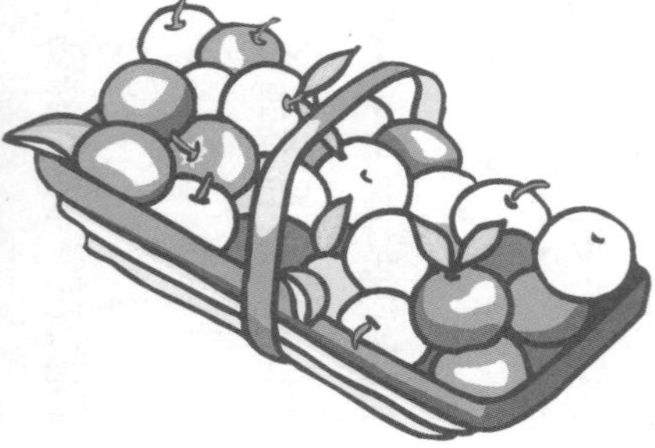

管和淋巴管，也包括器官細胞膜，所以肥胖不僅是不美而已，它實在對我們健康影響太大了，因爲這些消化不良的物質，妨礙了體內的正常循環，因此成爲各種疾病的元凶。

東西方醫學早已知道這種結果，也曾提出不少的忠告，只是一個富裕的社會，有太豐富的食物，你只要想吃，隨時隨地都可以讓你吃個飽。除非你很有定力，不想讓自己吃太胖，否則很難抑制那種美味的誘惑！

今天我們所呑下胃裡的食物，不但量多，而且「質」很大的不同。例如，我們所吃的豬、牛、雞等肉類，因爲飼養的緣故，牠們所吃的飼料，都是加了抗生素或荷爾蒙的。又因爲關起來養，根本連轉身的餘地都沒有，莫說自由運動了，所以其肌肉的質地也是變態的。

這些牲畜，其體內脂肪含量高達60%，而野生動物體內的脂肪，從不超過其體重百分之四。試想我們雖有心在炒菜時少放些油，但是我們還是無法避免在不知不覺中吃下許多油脂。

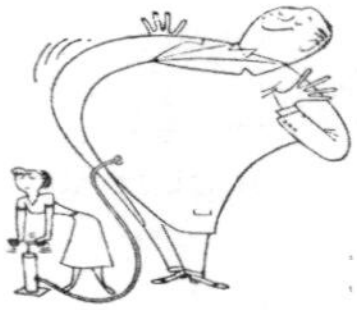

一茶匙的玉米油，需要十四根玉米才能壓榨出來，我相信任何一個家庭，每日三餐炒菜用的油，都超過此量十倍以上，若是在外頭的餐廳更不得了，往往是數十倍以上，這些都是被我們忽視的問題。

人體本來就無法負擔這麼多的油，含大量油脂的飲食，曾被專家指出將抑制免疫系統，因而會促使癌症的生長與擴散，但這些事一般人是不知道的，如欲導正大眾的不正確觀念，衛生機構責無旁貸，傳媒也要在這方面多多宣導，才會深入社會大眾的腦子裡。

以往東方飲食都比西方清淡，主要是包括米飯和雜糧，蔬菜和少量的魚肉，不像西方飲食大量的牛奶、雞蛋、牛羊豬排。每餐所吃，皆是大塊文章。

儘管如此，東方人的體能並不比西方人差，以往中國人或日本人，一天跑四、五十里的路是輕鬆平常的事，但是自從飲食豐富，肉類油脂多了以後，一般的中國人或日本人都不再具有這種能耐。

原因之一固然是因爲社會繁榮了以後，交通便捷，公共交通無遠弗屆，走路的機會少了，但是在體力和耐力方面比以往的人差了很多，卻也是不爭的事實。

垃圾食物不知不覺吃下肚

現代人的飲食，常吃了很多垃圾食物而不自知，尤其是孩子們，大量的各種各樣口味的冰淇淋、汽水、巧克力、炸雞、奶油麵包、在各種的速食店都買得到，而且價錢也不貴，孩子只要想吃，他自己就可以去買。

西風東漸以後，吃這些東西，父母非但不會禁止，反而認爲是一種時尚，所以胖小子、胖女娃越來越多，兒童不該有的病，他們也有了。

這些東西除了滿足口腹之慾外，只給我們的身體糖和油脂。它們提供了短暫的卡路里，卻不會滋養我們的細胞，因爲這些東西最欠缺的就是維他命、礦物質、蛋白質以及纖維。

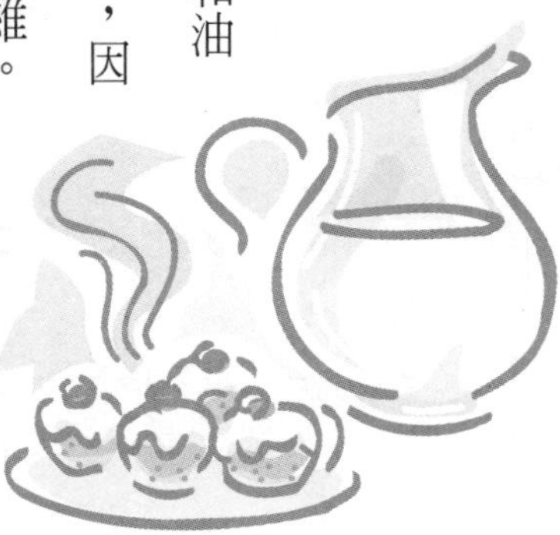

因爲我們身體的血液，和細胞的構造者和維持者是食物，食物不合

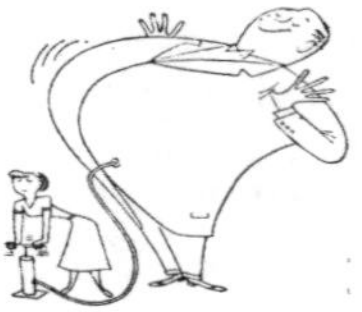

適其中差異極大，好的食物滋養我們的身體，使我們生長壯碩、精神充沛；不好的食物，則正好相反，它像毒藥一樣，使我們身體不適，精神疲倦，其結果導致健康衰退、抵抗力、免疫力完全減弱。

放縱口腹之慾，將付出慘痛的代價

因此你就知道爲什麼要減肥，肥胖對很多病都有致命性的影響，放縱口腹之慾，所付的代價實在是太高了。

每一個人都必須知道一些保健常識，而且越早著手越好。但年紀小的時候，若沒有父母師長的教導和協助，孩子們又從何得知。

所以，聰明的父母若想要你們的孩子能成龍成鳳，出人頭地，在他們很小的時候，就要注意他們的飲食。應該以粗茶淡飯餵養他們，不要以爲價錢高昂美味的食物才有益他們的成長。

很多人因爲一念之差，不但讓他們的企盼落空，還會爲他們的孩子帶來意想不到的惡果，甚至終身要與肥胖糾纏不清。很多人減肥的目的，除了有助健康以外，也想外表變得英俊美麗，不是嗎？

但是食物中未完全氧化的脂肪會阻塞了皮脂腺，所以造成粉刺暗瘡，把好好的一張臉，變成了張大花臉，你即使不自卑，心中還是很不舒服的，甚至會怨嘆老天對你的不公平！但是你知道這種結果是怎樣造成的嗎？大部分是吃出來的。

若懂得選擇適合我們身體的飲食，不但我們內臟受益，我們身體表面的皮膚也會光滑無比，所謂有諸內而形之外，就是這個道理。

很多人決定減肥，不但所採用的方法不對，還想馬上立竿見影，短期就消瘦下去，這是不可能的。

因爲企圖心強，所以不得不採取非常劇烈的減肥方法，節食、節食、再節食，弄到營養不良，虛弱無比，就像患了大病一樣，當然很痛苦。因爲既痛苦又失望；失望沒有達到預期的效果，這個時候，不但心理會反抗，身體裡的新陳代謝也會反抗，一再的反反覆覆，對健康更是雪上加霜。

在我們接觸過的病人中，這種人佔了絕大多數。你我都知道肥胖不是一朝一夕形成的，所以要想減去體內的脂肪，當然也不可能立即可成。

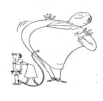

更何況吃進去容易，要想把吃進去的脂肪拿出來，就困難多了，所以必須持之以恆，並且不能以過激的手段進行，要心平氣和，才不會感到失望和痛苦，這樣也才會達到預期的效果。

這期間你要做一些心理建設，多讀一些有關增進健康的書籍，當你懂得一些醫學常識以後你才知道怎樣去做，才不致出亂子。

有經驗的中醫，在把脈後，會請患者張開口，細察他的舌頭狀況。因爲人的舌是五臟的試測器。五臟隱藏在腹腔內，除非剖腹，否則是無法看得見的，但舌苔的色澤、舌質、或水腫（即兩旁有很深的牙痕），都可顯示出五臟受損的程度，然後再進一步分析其色脈，作爲八綱診斷之依據。

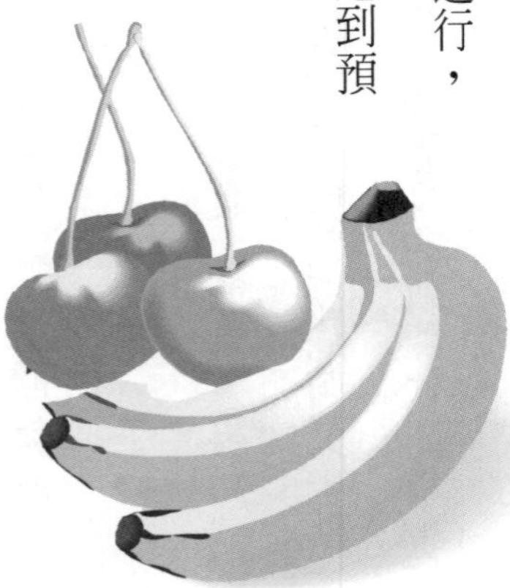

超量的糖或澱粉是製造脂肪的根源

如果大家都知道，超量的糖或澱粉是製造脂肪的根源，並且瞭解脂肪量會改變體內賀爾蒙的濃度，所衍生出的結果，足以影響我們的生命的話，克制一點，不要過分追求肥美，每餐少吃幾口，不要天天把胃塞得滿滿的，足夠一天所需就行了，這樣一來，你不但不會感到節食的痛苦，反而精力旺盛，身心舒暢，而體重也就會慢慢的下來了。

當一個人在其一生中大部分的時間，只要限制飲食中脂肪與肉類的攝取，而吃適量的青菜和水果，便能使健康獲得相當程度保障的話，除非是傻瓜，否則有誰不願意去做呢？只是有太多的人不明白其中的緣由，不知道怎麼去做罷了！

In

糙米富含維他命B群，多吃全麥的麥片和未磨皮的糙米，不但有益健康，且風味特佳，更重要的是不易使人肥胖，想要減重的人，不妨試試看！

Chapter 6

每天體內的吸收與消耗要相等

想要減肥，要謹記一點，就是餓了才吃。

因為飢餓是體內本能的信號，

如果沒有饑餓感，

身體的新陳代謝就不旺盛，

很多用不完的食物，

就會轉化為脂肪儲存起來。

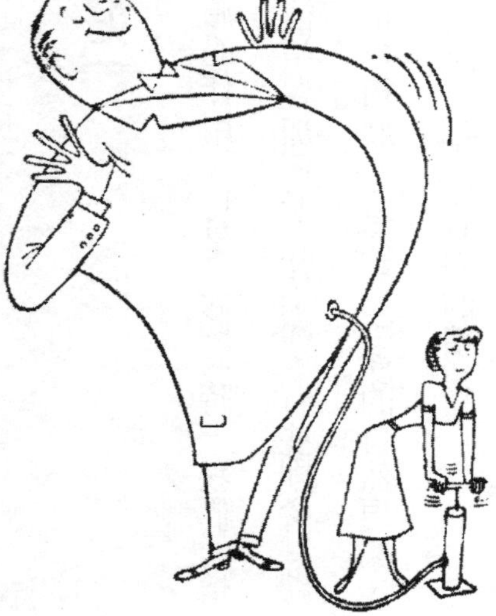

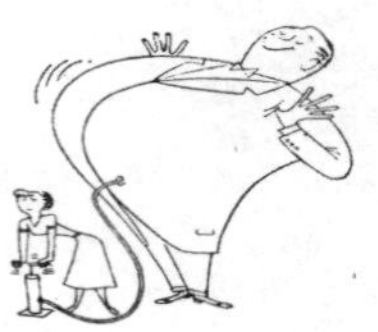

吃飯只吃七分飽，餓了才知味道好

新陳代謝是主宰食物如何消耗及轉換爲能源的作用，可是在此同時，我們的情緒、感覺也會改變體內新陳代謝的作用。有些情緒會加速新陳代謝，有些則會減緩新陳代謝；有的會造成胃酸過度的分泌，有些正好相反。這都是生理的自然現象，所以我們要運用我們的智慧自我調適，尤其是進餐的時候要有好的情緒。

當你在身體、情緒和精神方面都覺得十分舒適時，你吃下去的每一口食物，都會有益你的健康。

不餓不吃，餓了才吃

如果想要減肥，除了在進餐的時候，心情保持愉快之外，還要謹記一點，就是餓了才吃，不餓的時候就不要吃。

說這句話似乎顯得多餘，但如果讀者試著留心觀察一下，就會發現大部分人吃東西跟飢餓並沒有直接關係。他們吃東西是因爲習慣，家人開飯，你必須坐上餐桌，像例行公事一樣，一起進餐。或者參加聚餐應酬，大家都在動筷子，你即使不餓，也有吃的衝動。

為什麼最好是餓了才吃？這是因為飢餓是人體內本能的信號，告訴你胰島素已充份的準備好，應該進餐了，你的胃也已準備對即將入口的食物進行消化工作。相反的，如果你沒有飢餓感，你的胃並不需要任何食物，你的身體也不打算對食物進行新陳代謝。

決定你是否眞的餓了是一項頗為複雜的事，為了幫助你瞭解飢餓才吃的好處，和眞正餓的程度，這裡得費些心思詳加解釋。

胃在進行適當的消化工作時，它需要若干空間來運作，如果你的胃塞得滿滿的，沒有任何剩餘空間，你一定會感到不舒服。而且在這種不舒服的飽脹的情況之下，不但阻礙了它消化的工作，還會產生新陳代謝的毒素，也會導致肥胖的後果，因為很多用不完的食物，轉化為脂肪儲存起來；而更多的中間產物經肝細胞的結合作用，變成水溶性後，更易於溢出血管為害其他組織。

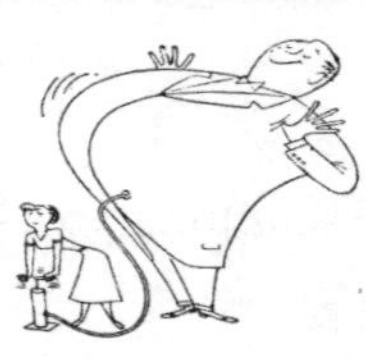

胃及小腸把所有的食物消化完了以後，你會覺得肚子空空的，這才是你進食的時候。此時你對食物不但感到特別香甜可口，也感到非常滿足，是你覺得最舒服的階段，也是你應該停止進食的時候了。

如果你還捨不得放下筷子，胃部脹滿，就要從最舒服轉至不舒服了。

六七分飽最舒服

應該吃到胃容量的四分之三，就是人們常說的六七分飽。如果超過這個限度，你便會感到不舒服，而且這個不舒服的感覺會停留很長一段時間才會消失。

如果覺得睏或反應遲鈍，就是你的胃塞滿太多的食物了，這時別說減肥了，體重馬上會增加。

如果在餓的時候才進食，你會感覺吃是一種很好的享受。所以最理想的是你能終身養成這種習慣。每餐吃到最舒服的時候就停止，這才是你身體的眞正需要。

不要以爲你在節食，只吃兩口飯，這是每一個人需要的飲食量，吃到六七分飽，不但心中舒服，身體也舒服。如果你的胃沒有塞滿，就認爲這是節食應做的事，可就大錯特錯了。

節食是反抗腦中樞的指令，它的確帶有克制、勉強和不舒服的含意，甚至會抑鬱動怒。如果你吃到正好飽，不但可確保你把所吃的東西轉化爲精力，體內不留脂肪，還能讓你享受到吃的舒適和樂趣。

細嚼慢嚥好滋味

在決定控制體重時，請謹記一件事，一定要餓了才吃，而且要細嚼慢嚥，心情愉快的進食，這樣你的胃才會進行正常的消化工作，使所消化的食物自動產生熱能，爲細胞所用，而不是轉成多餘的脂肪。

爲什麼要細嚼慢嚥？而一般醫學專家也都認爲細嚼慢嚥是最好的減肥方法，這是爲什麼呢？

如果你將每口食物咀嚼到可以不自覺地滑下咽喉，食物就已經很細碎了，加上與唾液中的消化西每充分的溶合，就不會增加胃的特別負擔。而且也是要充分利用

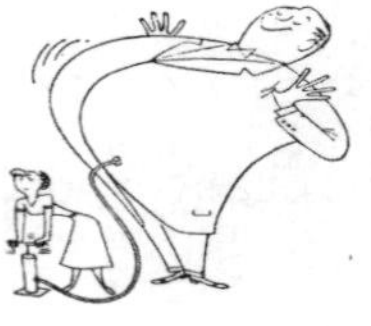

牙齒的功能，這非常符合造物者的生理設計。

細嚼慢嚥還有一個好處，就是很容易有飽足感。狼吞虎嚥，其實是在浪費食物。因爲如今已不是像遠古時候那樣，人和獸都要爭食才不致餓死。

狼吞虎嚥很容易在極短的時間內把胃塞滿了，根本品嚐不出食物的美味。而且超量的食物，超出身體的需要量，反而會加重了體內各器官的工作。除了一部分變成廢物從大小便排出外，其餘都會變成脂肪，留在體內，影響我們健康。因爲脂肪過多，會造成各種疾病，而這其中也包含癌症。若明白了這種因果關係，在飲食方面自然不敢過量了。

那麼爲什麼要心情愉快才好進食呢？因爲在生氣或情緒激動時進食，會阻礙內臟的蠕動及消化功能。

所以爲人父母者，當孩子生氣或大哭過以後，千萬不好馬上叫他用餐，一定要等他情緒平靜以後，才好讓他進食，否則有損孩子的健康。

體型與食物的選擇

有經驗的醫生，都知道具有某種體型和心理特性的人，容易罹患某些疾病。例如，體型瘦長的人很少會中風。但是身材矮壯，脖子粗短，脾氣急躁的人，卻是中風的高危險群。

因此各種控制體重的計畫，應該因人而異。例如，某種控制體重的方法，對某些人很有效，某些人則否，這是因爲他們最基本的身心體質便有差異。

因此你的身體類型，與生俱來的各種傾向，就是你該如何吃，如何運動，以及如何決定的最自然的指標。

我們生存在這個宇宙中，由於各人所處的環境、氣候和地理環境不同，不但會影響各人的體質，連性格也不例外。因此我們知道任何事物，無論大小，都和自然有密切的關係。

有些人個性平靜輕鬆，不容易動怒，很容易入睡，而且睡得很沉。再加上天生的體質就比人家粗壯，如果從小父母也不教他節制飲食，就是很容易發胖的一群。

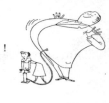

如果你是這類型的人，應極力避免高脂肪，高糖分的食物，儘管冰淇淋、炸雞腿、豬排、牛排再好吃，也與你無緣，你只能吃些清淡的食物。這類型的人，如果從小不知道節制飲食，終其一生都將與體重掙扎，結果導致無助感與自尊心日益消減。

但他們卻沒有放棄的理由，只是要比別人多費一些時間而已。由於這類型的人消化和新陳代謝的能力天生就比較緩慢，因此體重減輕的速度當然也就比其他體型的人來得慢些。

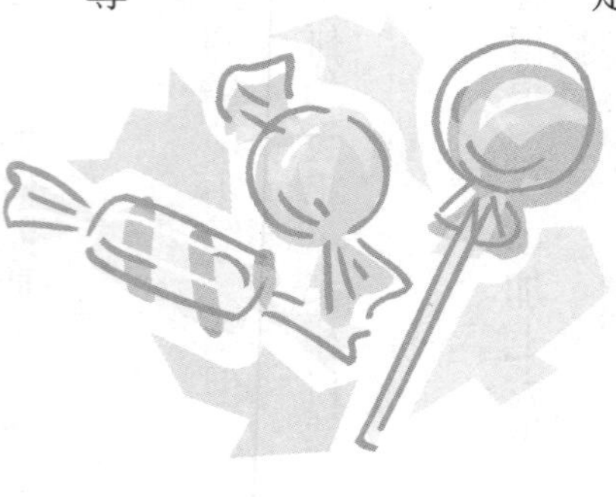

接受自己，迎向健康

我們知道不是每一個人減肥，就能改造成媒體所渲染的超瘦型俊男美女，倘若眞的如此，也未必對健康有助益。

因此理想的體重，是你對自己和訂定之目標所做的實際評估，是你認爲最足以表現出自己最好的一面，最有助於健康才是合宜的。打破世俗的迷思，才會讓你對付出去的努力感到有代價，心情才會愉快，容光煥發。

如果能認清這一點，理想的體重應該是一項自省，值得追求且可以達成的目標！

由於媒體過份的渲染，當今的時尚標準跟大部分 人的身體構造已經脫節。而且太瘦的話，身體的抵抗力必然減弱，以一個醫生的眼光來看，這是不健康的！

如果你不是電影明星，或者是模特兒，根本沒有必要去盲目追求這種時尚。尤其是年青人，應該有充沛的體力，來應付你的學業和工作。

因此如果定出超乎自己生理自然的設計，反其道而行，模仿一個和你體型構造根本不同的偶像，那種想法與行爲是非常不智的！

當然，以上的忠告，其實是自我接納的問題，能自我接納是得到眞正的健康和

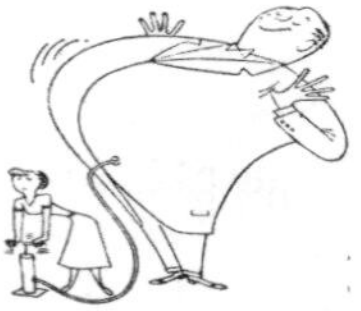

美麗、使精神充沛、和心情愉快的先決條件。站在醫生的立場，我希望人人都有健康的身體，過健康的生活。而且我也確信，減肥並不難，是人人都能追求到的目標，只要方法用對了，實在並不是什麼難事。

但我們都知道，有些人也許並不符合現今流行的外在美的標準，因爲每個人有每個人內在美的特質，那種特殊的魅力，便是自我接納的自然流露。

在思考如何改變自己的外在美之際，要確定你是基於肯定自己而做改變，而不是爲了符合別人對你的看法而改變自己。當抱著這種心態節制飲食，勞動自己，就會心情愉快，持之以恆去做，就不會有被迫和放棄偏愛的美食的痛苦。

你的動機和感覺對這項大計劃和大工程至爲重要，這一點關係著日後進行體重控制計劃的成敗。

遵循自然法則來控制體重

體重超重代表生理性失調，有害我們的健康，所以這不單是減重問題，還應該從健康方面著手，使生理回復均衡，這點最爲重要。

日常規律的作息也至爲重要，現代醫學已揭露了許多人體的明顯週期，例如，心臟每四分之三秒跳動一下，肺部每分鐘要擴張十到十八次來吸入空氣，心跳與呼吸之比例爲4：1。但是，還有許多人體的變化，仍然使所有的專家學者，莫測高深，神祕難解！

我們生存在大自然中，注定要順應自然而生存，而非違反自然。雖然我們有許多習性違反了自然，但是我們的身體已盡力而爲的在配合自然了。

古人日出而作，日入而息是配合自然的韻律生活，所以人體的作用是跟在大自然間的功能相呼應的。因爲宇宙萬物受太陽的影響最大，所以當正午陽光最熾熱時，人體也最需要供應食物，這點有些人也許覺得很玄，但從另一角度來看，白天工作量大消耗也大。因此世界上很多民族皆以午餐爲一天中最重要的一餐。也不是毫無道理的！

但是如今這種重視午餐的習慣已經蕩然無存。因爲上班和上學，人人爲求簡便，往往只帶二片三明治，隨便吃吃，就打發了一餐，這眞是反其道而行！

爲什麼要重視午餐，因爲白天要工作，活動量大，所以必須好好的吃。

晚上工作完畢，已經筋疲力竭了，回家就想休息，實在沒有什麼胃口。如果菜肴反而最豐盛，吃了很多食物進去，不是坐下來看電視，就是想上床睡覺，根本沒有好好消化那過多的食物，最後當然都變成了脂肪。

當太陽初升或西沉時，人體的消化力便轉弱。而且一大早起來，睡意未消，又急著出門，實在沒有時間，也沒有心情好好的坐下來吃早餐，所以很多人就空著肚子出門，這也是不對的。但是時代的趨勢如此，很多人身上的脂肪就是這樣來的！

午餐吃得好，不僅可以產生最大的精力，也可以幫助你減少晚餐的攝取量，因爲人的生理週期與太陽相呼應，晚間的消化能量會轉弱，消化也比較困難，倘若能夠做這樣的轉變，你的新陳代謝將會出現顯著的差異。

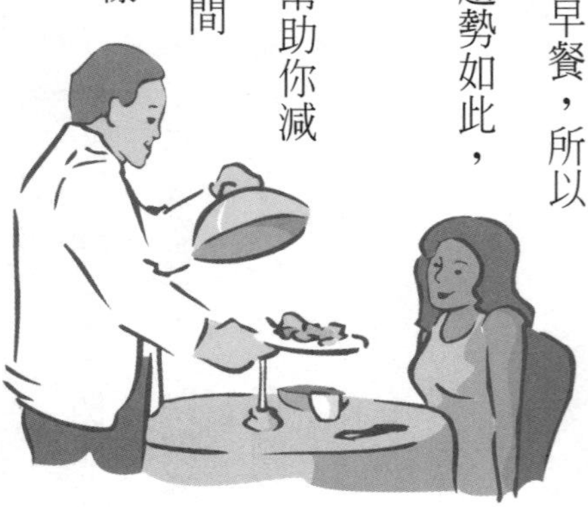

Chapter 7

了解根本減重之道

每個心急著減肥的人，
都曾嘗試服用各式各樣的減肥藥。
這些化學合成物，不但沒有讓人減肥成功，
反而會使健康更壞。
所有的減肥藥都可能產生沮喪和焦慮，
甚至是心跳加速等副作用，
絕非解決超重問題的根本之道。

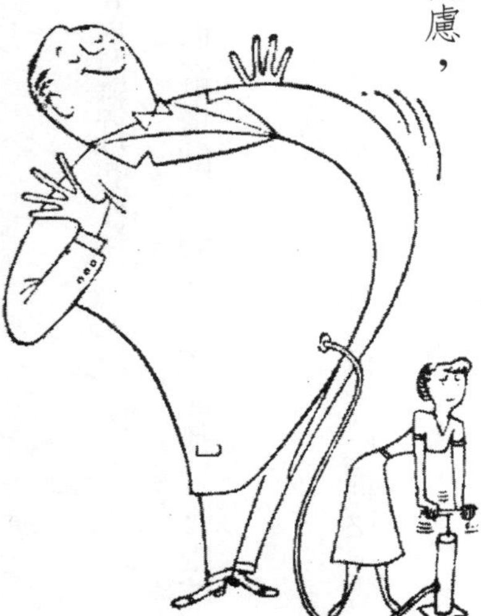

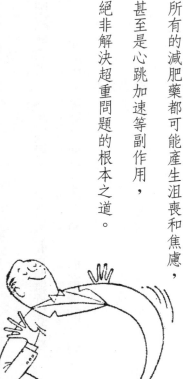

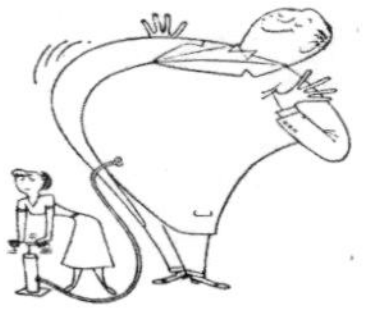

有過減肥經驗的人，都認爲這是一場非常痛苦而難打的仗。

在一般人的印象中，節食是要挨餓的，對一向縱情飲食的人，挨餓無疑是很痛苦的事。

其實每個人都應該認清一點：就是爲健康，爲生存而吃，而不是爲好吃而吃。

超量的飲食，所帶來的後果，不但把胃都撐大了，那些用不完的食物，到最後都變成了脂肪。這些贅肉何止改變了你的體型，還削弱了身體的抵抗力，一旦免疫力減弱，對外來的病毒和細菌的入侵都比一般健康的人容易受害，除了無法抵抗這些外來的致病因素外，內在的細胞因爲吃得不得當，也會發生病變。

這是非常不智的，事實上，你應該是在飲食上作些改變。你身體需要多少，就攝取多少，不必吃太多。吃超量的食物，其實是一種浪費，譬如我們倒茶進杯子裡，如果滿了還繼續倒，不是浪費茶水嗎？

雖然說我們的胃具有伸縮性，多塞一點，也還能承受，但是過度的撐開，感覺上是很不舒服的。

更可怕的是這些多餘的食物，最後都會變成脂肪，食物中多餘的脂肪，可能會堵塞體內細胞生理環境，中醫稱為痰與瘀證而容易導致癌症。

蔬果是最好的天然解毒劑

食物與營養是兩樣不同的東西，人所得到的滋養，不是看他吃多少東西，而是看他能消化及吸收多少東西。

其實，我們若想身體健康，應該回歸自然，在我們日常飲食中，應多攝取植物性的食物，這才合乎上蒼造人的宗旨，也是想保持健康身體的不二法門，當然也有人持相反的意見。

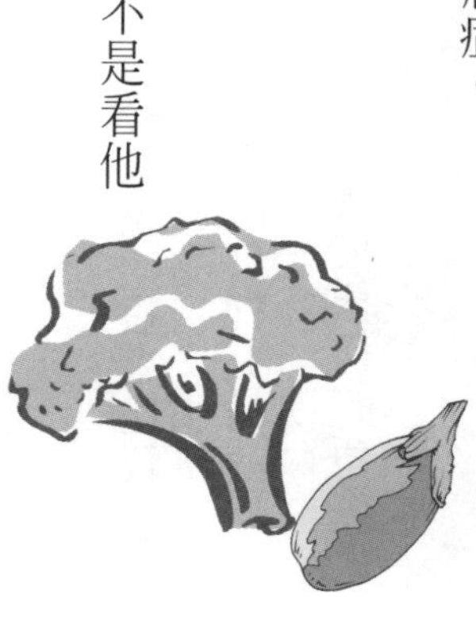

植物界和動物界不同的地方，就是它可以從泥土中收集無機的養分，只要有水分，植物的根就可以從土壤中吸收土裡的礦物質，然後將它們運送到葉部，太陽的能量會將水與二氧化碳轉變為含有養分與能量的有機化合物，例如：葉綠素。

在這些食物中，人體所需的各種礦物質和維他命，全部不缺。而且植物性的食物，如瓜果蔬菜均含有大量的纖維，這些纖維，可以從糞便中帶出多餘的油脂。

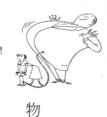

但是一個人之所以超重，絕大部分都是因爲貪食的緣故，而且嗜食肥膩的美食，而這些所謂美食當然是山珍海味，和豬、牛、羊之類的肉類。

人體常患的一些慢性病，如肝炎、腎炎、癌症、神經炎、關節炎、偏頭痛等，通常是由於過度偏愛甜食、澱粉及肉類所致。

當人體受到酸中毒所引起的疾病時，最好的天然解毒劑就是那些含多量鈉、鉀、鈣的天然蔬果。

已有不少科學家論及生食蔬果和熟食蔬菜的價值比較，一般來說一般人比較喜歡熟食蔬菜，而且烹煮過的蔬菜可以軟化包裹著植物細胞的纖維，使食物更易消化。

人的腸管構造需要有纖維的食物來迅速排除廢物，所以無論從任何的角度來看，植物性的食物實在優於高油脂的動物性食物。

如果一個想減肥的人，明白了這些生理狀態以後，他會恍然大悟，原來平日不愛吃的清淡食物，才是對身體最有益的食物。

若想保持健康，惟一的選擇就是改變往日的飲食習慣，多吃各種蔬菜瓜果。

很多人之所以會超重，就是不懂得調整飲食，只知道愛吃的食物才吃，不愛吃的絕不吃。這種偏食習慣，導致他的營養失調，不管他吃下多少山珍海味，不但全無益處，反而還使健康日漸走下坡。

很多人為什麼迷信肉類及嗜食肉類，就是因為不瞭解生理上新陳代謝的道理。肉類不是不可以吃，只是不可過量，過高的蛋白質，會造成很多意想不到的後果。

例如你的肝如果已經受損，過高的蛋白質會使腦神經中毒而導致肝昏迷，這是很多醫學專家對病人提出的忠告。

肝臟是人體中主要解毒器，它同時也是過濾器，所有的物質經小腸吸收入肝門靜脈，在進入循環之前，先由肝細胞過濾，然後由心臟再轉至其他器官，只要肝臀的功能良好，血液就能保持清潔。

清潔的血液才能滋養我們的細胞組織，使我們身體健康，精神愉快。

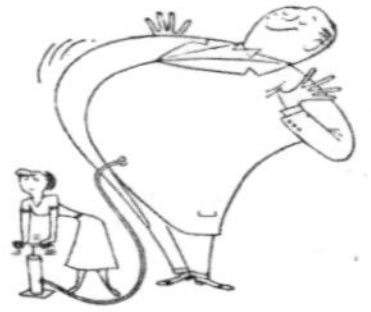

老實說，除了先天有缺陷的嬰兒以外，大部分的嬰兒，都有健康的器官。

我們的老祖宗早就說過一句金玉良言：「病從口入」。物質文明以後，各種的醫藥設施都較以往完備精良，但是人類反而得了很多令群醫束手的各類的致命疾病，原因在哪裡？不當的飲食應該是罪魁禍首。

有些人天性就貪婪，永遠也不知足，連飲食也如此，才把身體搞壞了，眞是叫人惋惜。

我們既然已經知道肝臟扮演的是清理廢物的角色，假如它的功能良好，我們的健康當然不成問題。但當它不能過濾血液的時候，毒性物質便會進入循環系統，影響內分泌的作用。

這個時候，內分泌就必須協助中和與排除造成食物消化不良的刺激物。

In 窈窕

瓜果蔬菜均含有大量的纖維，這些纖維，可以從糞便中帶出多餘的油脂，讓你維持窈窕，不發胖。

內分泌是一種無管腺的細小組織，把它製造的特有物質直接送到血液裡，而擴散至各器官。

這些由各個內分泌腺分泌出來的特有物質，我們稱它爲激素或賀爾蒙，也就是血液中的生化使者。就算只有極少量，也具有令人難以置信的影響力。它引導及調節很多生命中精細的生化作用，這些細小的腺體，對我們的健康有很大的影響。

有兩種主要因素決定內分泌腺的潛力，一是腺體被內在的情緒或外來的飲食藥物或微生物所干擾，二是受遺傳的影響。

當我們在有害的飲食及放縱感情方面，不超過天然的極限時，肝臟可以使一般循環正常，反之則生病。當然生病的原因很多，像遺傳因素所引致的疾病，就超乎了人力能控制的範圍以外了，不過大部分的因素都還在我們控制的範圍內。

例如，在飲食方面，若能知所節制，不暴飲暴食，不嗜肥美，粗茶淡飯，多植物性的食物，就能有清潔的血液，健康的器官！

而在情緒方面，若能做到不憂不懼、不貪不求，心情自然平靜，內分泌不致失

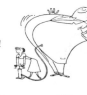

調，發生異常的變化。

按照中醫的理論，憂傷肺、恐傷腎、怒傷肝、思傷脾，這些都是人體的主要器官；再加上飲食不節制，健康當然會出問題。

不少人都有著一種天眞的想法，認爲每種病都有藥可醫。當然，以現今的科技來說，的確天天都不斷有新藥推出，說的好像很好聽，但事實上卻沒有那麼簡單，否則大家都能長命百歲，不再受各種疾病折磨了。

解決超重問題的根本之道

大多數和體重纏鬥的人，也都試圖用化學藥物解決超重問題，所以市面上各種減肥藥多如牛毛，藥商們大發利市。

我想每個心急著減肥的人，都曾嘗試過服用這些化學合成物，但是成功了沒有？當然沒有了，不但沒有，反而使健康更壞。

減肥藥是不可能幫你達成願望的！

所以我們不得不提醒大家：減肥藥是不可能幫你達成願望的！

因爲很多減肥藥的成分不過是利尿劑或興奮劑，利尿劑讓你消除體內的水分，而產生減肥假象；興奮劑則更糟，使你的甲狀腺亢進，使你的內分泌失常，兩者都會產生極多的副作用，不是腎臟受損，就是心臟受害，後果非常可怕。

事實上，所有減肥藥都很可能產生沮喪和焦慮，或者是尿失禁，甚至是心臟跳動加快，絕非解決超重問題的根本之道。

那麼解決超重問題根本之道在那裡呢？就是決心、毅力和時間，以及多吃植物性食物，少食高油脂動物性食物。同時只吃六七分飽，食物夠身體所用就好了，不要天天把胃撐得滿滿的，吃飽了就想睡。過飽容易缺氧使人疲倦，這也是爲什麼肥胖的人都很愛睡的原因了。

我們不是否定西藥，在治療許多急性疾病方面，西藥的療效是有目共睹的，它的重要性不應該抹煞，但在治療超重等因生理結構失衡所導致的各種疾病，它便不

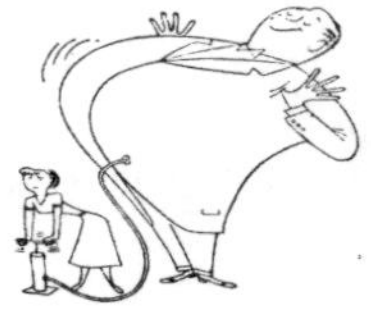

那麼得心應手了。

身體無論攝取什麼，都會「牽一髮而動全身」，因此對於我們所吃的食物絕對要小心選擇！

很多美味的食物，不但不會滋養我們的身體，反而有害健康。它的害處，非但令我們發胖，還會損害身體原本應該健康的器官，導致各種內臟病變，備嚐治療的痛苦，這些都不是饕客們當初料想得到的。

早知今日，何必當初

筆者因爲一天到晚和各類的病人接觸，深知他們身心所受的折磨。知道他們今天所受的苦，多半是當年在嗜好、飲食上不知節制所種下的因，才導致今天輾轉病褥的痛苦。

例如，放縱情慾、抽煙酗酒以及追求美食而留下的後患，這些絕對不是當年他們縱情玩樂時，所料想得到的苦果。

所以我們不得不苦口婆心對社會大眾進一些忠言，希望讀了這本書的讀者們，都能及早提防。從這一刻起，徹底改變你的生活和飲食習慣。你若想有美好的人生，首要追求的不是名利，而是健康。

不要以爲自己還年輕，身強體壯，這都是不足恃的！若不信，不妨到醫院的重症室瞧瞧，躺在病床上受切割或放射化療之苦的，不少都是年輕臉孔，他們原該生龍活虎的享受美好的人生，不該躺在那裡輾轉反側。

畢竟身體是要像機器一樣要小心維護的，即使你再強壯，也是血肉之軀，不是金剛不壞之身呀！

了解你的屬性

按照東方醫學的說法，人有寒熱之分，食物、藥物也是如此，這是自然法則，這是西方醫學最不同的地方，也是東方醫學高明的地方。

人有人的屬性，食物、藥物也有它的屬性，與西藥的化學合成不同，所以我們要先知道自己的屬性，是寒或是熱，然後選擇合適自己屬性的食物。例如，夏季的蔬果含鈉多爲寒，冬季的蔬果含鉀多爲熱。這種相對應的食物吃了以後，才會有益你的身體健康，令你感覺到通身舒暢。

因爲任何食物都會直接影響到神經系統及整個身體。有些食物很容易消化，很快的轉爲熱能爲身體所用，有些則否，這些特質都直接影響到人體的體重。

每個人的構造和營養需求均不同，這中間有男女老幼之分，也有活動量之分，例如做粗活的，和用腦力的人不同；運動員和非運動員不同；工作勤快的，和四體不動，懶散的人也不同。攝取的熱量如果消耗不完，到最後都將變成脂肪，到時增加的不會是活動精力，反而是成磅的贅肉。

一般不健康的貪食現象，都是腦中樞壞基因的指令使血糖不規則所引起，所以肥胖的人經常有內分泌（胰島素與生長激素）失衡的現象，西醫稱之爲第二型糖尿病。但一旦體重回復正常以後，這種內分泌失衡的現象也會漸趨正常。

因此減肥不只使你的外貌回復俊美，也讓你的健康大有進步，起碼可以少受許多疾病的折磨。

那麼如何知道自己是寒性或熱性的體質呢？其實也不難，在飲食方面，有些人愛食熱的食物，有些則喜食涼的食物，這就是他們的屬性。

有些人即使是在夏天，也會手腳冰涼。有些人即使在寒冬手腳照樣熱烘烘，和這些人握手，好像他的暖熱量立刻傳導給你。

又例如中醫把脈，可從病者脈象跳動的強弱快慢，就知道這位病者的屬性了，寒性體質的人，脈搏跳動較慢也較弱。只要稍爲留意一下就知道了。

若按照自己的屬性飲食，不但在感覺上比較舒服，也對自己的身體更有利。若吃了與自己屬性相反的食物，你的身體馬上會感到不對勁，那種不舒服的感覺會讓你像生病一樣，那以後這類食物就要少吃了。

而有些食物反而就像良醫開的良藥一樣，可以清除消化系統的堵塞物，防止腸胃脹氣和胃病。所以去年筆者特別寫了一本《食物是你最好的醫藥》，教大家如何選擇合適的食物。

高纖低熱量的蘿蔔

其實有很多食物，在烹調的時候，可以改變它的屬性，屬性一旦改變，人人都可以吃了。例如，有人說蘿蔔很寒，所以很多人不敢吃，但是蘿蔔是上蒼賜給人們最好的恩物，歷代名醫都把它列爲上品，勸人要多吃。

尤其是在北方，蘿蔔更是救命之物，因爲北方天寒地凍，家家皆以煤或炭暖坑，不像今天有電熱器可以用，若果不幸中了煤氣毒，煙昏欲死，最便捷、最廉價的藥，就是以生蘿蔔汁來灌救那些已昏迷的病人。

這是我國古籍中累累提及的良方，明代藥聖李時珍的《本草綱目》中也有詳細的介紹，不是信口胡謅的。

而且蘿蔔中含有一種特別對癌細胞有抑制作用的物質。儘管這個訊息還無法百分之百的研究證明，但是因爲它不是藥物而是食物，且含高纖又低熱量，我們多吃它又何妨?!

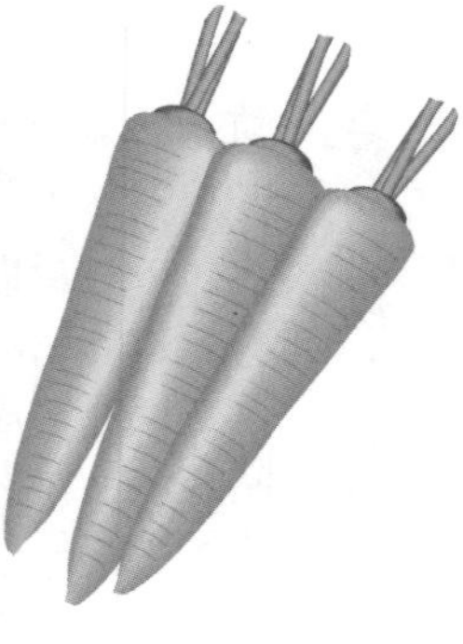

食物雖然有寒熱之分，但是只要在烹調的時侯，加一些其他種類的東西，就可以中和它的寒熱性。例如，可以加些薑或紅棗大棗之類的，馬上可使寒性變爲中性，而且味道十分甜美。

凡是超重的人，胃都特別強，經常有吃太多的傾向，對於這類人，應該少吃肉類，多吃一些容易使有飽足感的食物，像是含水量多的綠葉蔬菜和蘿蔔等等。這些食物因爲水分多，脂肪少，而且還包含有各種的維他命和礦物質，可使人皮膚亮麗，減少皺紋。

因爲少吃肉類及油脂性食物，青春痘、疔、癤之類油脂性的皮膚病可以根絕，對愛美的女性無疑是恩物，比任何化妝品都好。內臟健康，皮膚自然亮麗，這是絕對的因果關係。

有些食物經常可充作解熱劑，但其摧毀毒素的特性，對化解有毒物質也同樣具有效用。

有些食物有鎮定神經和心靈的功效，對於因情緒因素所導致飲食過量，特別有

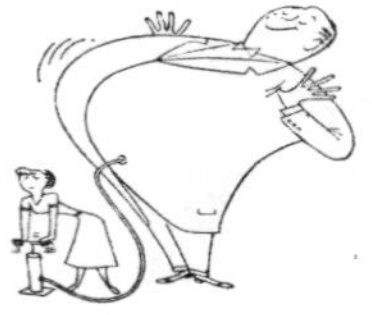

效，這類情況的人都嗜吃糖和澱粉性食物。

有些人因情緒和其他原因，胃酸分泌過多，更應慎重的選擇合適的食物，才會改善消化功能，增加吸收能力，防止消化系統的阻塞和脂肪的囤積。天生萬物都是養人的，每人的喜好不同，生長的環境不同，天候地理環境也不同，所以如何選擇就要多費心思了。

總之，一句話，吃了使自己感到很舒服的就可多吃，吃了使自己不舒服或難以消化的就絕對不要吃，即使是山珍海味，味道甚好的也不好貪戀。

我們建議想減肥的人，在飲食上必須有所改變，對於一些習慣了肥美飲食的人，在剛開始時也許很困難，認爲在受苦，心理上就在反抗。但是各位必須明白，這些改變都是根據生理上的自然法則，是大家早該遵守的。

讓生活和飲食習慣回歸自然

我們的生活和飲食習慣若能回歸自然，不但能使你減肥成功，健康也有所改進，不致日後忍受許多疾病的痛苦，也不讓你的家人受苦受累。

最近我們診所來了一位病人，年紀並不大，而且事業正在高峰期，但因爲健康亮起了紅燈，不得不忍痛結束所有的生意。生病是很痛苦的事，何止肉體受苦，心靈上更是充滿了恐懼，因爲不知道那一天會去見上帝！

他曾感慨萬千的說：「我這些病，都是當年陪客戶喝酒，吃山珍海味吃出來的！」。

戰後出生的人，多半是白手起家。半生的精力投進去，眼見開花結果了，卻因健康出了狀況，不得不被迫退休，心中的苦悶豈是旁人所能體會！

若你決心減肥，改變生活和飲食的習慣，是不二法門。吃減肥藥，開腸破肚的抽脂割油都是拙劣的辦法，不但不能成功，弄不好還可能送命。

兩者權衡之下，爲什麼不採取絕對能成功，而且安全的辦法。身體的贅肉一天天的減少，不但行動輕快，心理上也有一種輕鬆舒暢的感覺。

當贅肉消失了以後，你又恢復往日的俊朗美麗，這種眞正快樂的感受，是難以

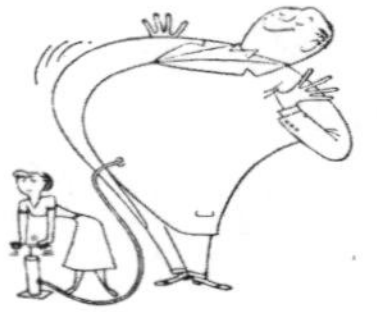

用筆墨來形容的。

而且減肥成功後，活力充沛，不再像以往那樣全身無力，老是嗜睡的樣子。身體回復正常以後，體能也會跟著正常。很多活動都可以參加，不致有心無力。對疾病的抵抗力也增加了，長命百歲當然就是可以預期的！

一旦感受到這種種減肥的好處，那麼少吃幾口肥肉，少喝幾杯啤酒，相信就不是什麼痛苦的事了！

也不必挨餓，只不過選擇吃一些眞正滋養身體的食物，這些清淡的食物，也有它美味的特質，只是以往沒有好好的去品嚐它，了解它的好處。

如今重新認識它、喜愛它當然也不會太遲，當你重新評估了它對健康的種種好處，又不必忍受挨餓之苦，你不但會喜愛它，而且還會無法抗拒它對你的吸引力。怎麼想都不會讓你感到痛苦！

這將是一場很容易打的仗，而且保證百分百成功，你，還猶疑什麼呢?!

Chapter 8

愉快運動，輕鬆減肥

多運動可使人精力充沛，
身體結實，抵抗疾病的免疫力增強，
也是使贅肉不上身的不二法門！
而運動不一定要激烈才能產生功效，
對大多數人而言，
激烈的運動對他們不但不適合，
反而容易招致反效果。

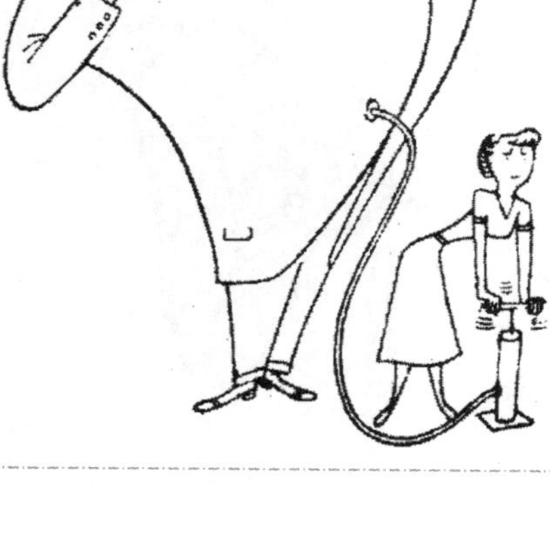

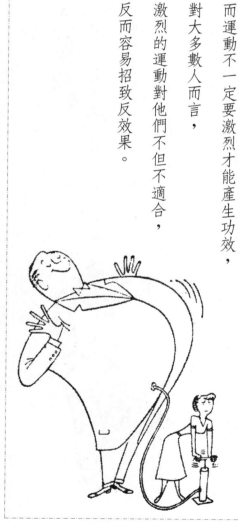

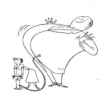

運動是人的本能

運動是一種自然的人類性向，這種性向在嬰兒和兒童身上看得最清楚，他們不停的在動，並沒有什麼眞正的目的，只是爲了喜歡動而已！

從運動中，每個人都可以放鬆身心，並可強化消化與新陳代謝的功能。

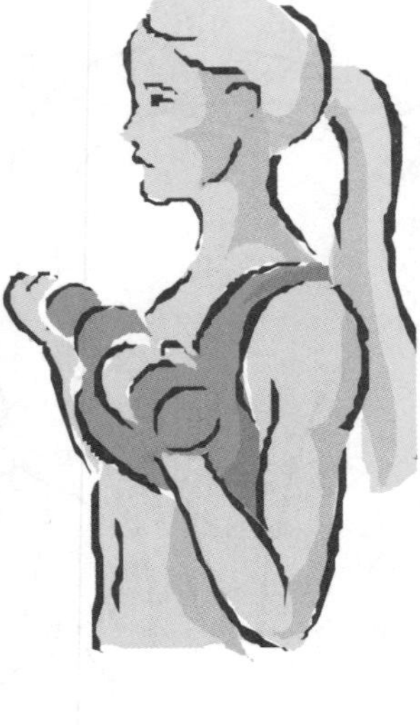

雖然運動可以減肥，這是人人都知道的事實，但是太多或太劇烈的運動往往也會造成傷害。

過度的體能鍛鍊會引起高血壓、關節炎和心臟病。所以很多職業運動員，看上去身體結實，生龍活虎，但他們的平均壽命，往往比一般平常人短很多。以美國爲例，職業橄欖球運動員的平均壽命只有六十歲，而一般美國人的平均壽命往往七十六歲以上，差距相當大，可見過劇的運動的確有其危險性。

運動是可以消耗能量，但不要把所有的精力耗盡，使自己疲累不堪。如果運動到某一程度而覺得體力難以爲繼，氣喘如牛，心跳加速時，其中一定有什麼問題，應該馬上停下來休息了，否則會出大亂子的。不少運動員因爲責任和榮譽，雖然知道自己是不成了，還是不肯停下來休息，最後造成休克。

每個人都應該運動，當然想減肥的人更應該運動，有些住院病人，因爲覺得自己太虛弱，而不敢下床走動，果然其復原率往往比那些經常下床走動的患者差。

什麼才是理想的運動？

最理想的運動，是要持之以恆，每日不停的活動，而不是一次運動多久，或多劇烈。這種規律性的運動，才會對你的新陳代謝發生作用，燃燒體內多餘的脂肪，對減輕體重才有實質的幫助。

不要只是計算卡路里，因爲即使運動得再劇烈，其所消耗的卡路里也不多，對減輕體重而言，也沒有多大的意義。

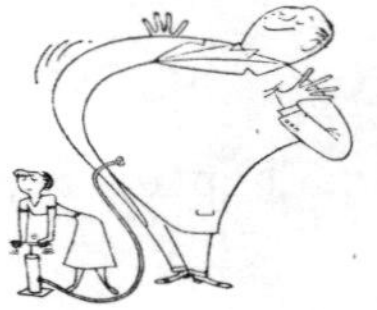

只有規律性的運動，長年累月有恆心不停的做，才能重建你的新陳代謝體系。

有些過重的人儘管嚴格的限制卡路里的攝取，卻仍無法達到顯著的減肥效果。前章我們曾討論過。這種現象是因爲我們人體，天生就有一種在食物嚴重缺乏時，釋放出一股神秘的自衛能力，以保護我們不致於餓死，這種重新調低我們的新陳代謝現象，是一種動物皆俱有的對待飢饉的本能。

所以你雖然吃得少，但你的新陳代謝也相對的變慢，因此必須懂得選擇你的食物，而不光只是吃得少而已。

你的食物必須讓你有足夠的營養，胃裡也有足夠的食物以供消化，才會產生足夠的精力。

一個超重相當嚴重的人，不應該從事激烈運動，但應該做一些輕鬆而持久的運動，唯有如此，他的新陳代謝才能開始燃燒脂肪。

因爲短暫劇烈的運動所消耗的是醣類，唯有長時間不斷的運動才會燃燒積存的脂肪。

有很多人之所以減肥不成功，是因爲不明白這種先天生理上的機能，因此多次努力減肥仍不成功，所以信心盡失，只好放棄，甚至還很認命的說：「胖就胖吧！我已經努力過了！」等洩氣的話。

一般教人減肥的書，都一再強調卡路里，這是沒錯，卡路里是很重要的關鍵，但是除了營養專家才會知道每樣食物的卡路里之外，一般人哪裡知道？同樣是水果，有些糖分很高，有些則否，卡路里也就不同了。

一定要計算卡路里嗎？

每次吃東西就要計算卡路里，不但麻煩，飲食的樂趣也大打折扣，眞的要這樣麻煩嗎？

爲什麼不是讓人知道發胖的原因，從根本下手，以最簡單，最可靠的辦法，讓人人都樂意去實行呢?!吃得又健康又美麗，大家才會樂意去執行，日久自然養成習慣，而且終生奉行不渝，這才是健

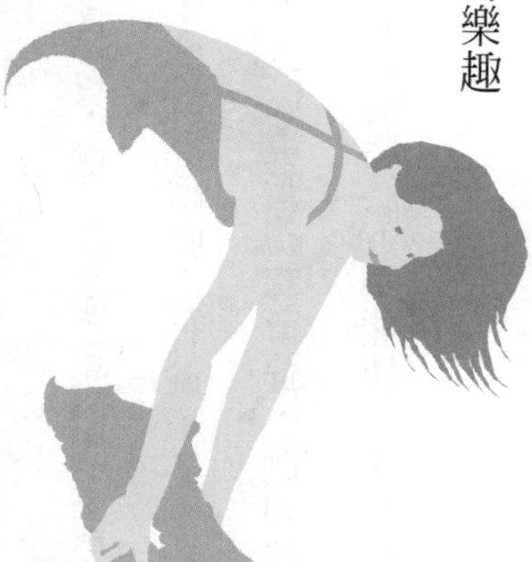

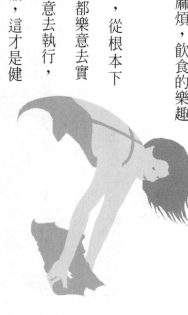

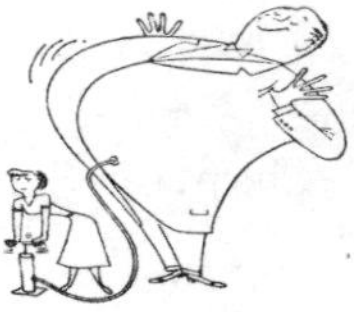

康長壽之道！

我們常勸告我們的病人，食不可過量，過量的食物，這是造成贅肉的主要原因。還有每個人都應該吃天然的未加工過的食物，這才是對身體眞正有益。因爲加工過的食品營養損失很多，食物中如缺乏可以燃燒脂肪的營養，例如缺乏鋅元素及維他命B6時，甲狀腺的T3就不夠了，儲存在體內的脂肪就不能快速轉化成精力，只有脂肪有效的燃燒後，身上的肥肉才會減少。

所以同樣一碗飯，糙米飯和白米飯，兩者絕對可以造成完全不同的結果，因爲所有的精華物都在米的表皮和胚芽中，白米只是澱粉而已，大麥也是如此。

在工業革命之前，當時還沒有發明精良機器，不論中外，普通平民都吃粗糙的食物，對他們的健康，反而是一種保障，因爲這些食物才眞正是滋養他們的身體。

這種天然粗糙的食物，使他們不會像現代人這樣受各種疾病的折磨，即使沒醫院醫生，他們照樣能享有健康的生活。

我們如果想生活得健康愉快，不受疾病折磨，在生活上最好回歸自然。即使你是億萬富豪，有資格享受頂級的物質生活，也不可以天天享用山珍海味，也不能好逸惡勞！

過高的蛋白質，只會造成血液及血管病變，嚴重時會致病，也會要命。你雖然有資格享有最好的醫藥照顧，但病痛之苦，貧富都是一樣的。

就像古代的帝后，生活窮奢極慾，每日三餐都有上百種美食羅列在他們的面前，有最好的醫藥照顧，但他們的平均壽命都難過半百。

放縱飲食固然要不得，好逸惡勞也不可取，有道是「人如流水，不動則腐」。日常生活若能自理，最好能自理，不必樣樣使喚人。如果終日四體不動，吃得再好，你的疲勞還是日益加劇，甚至連走路都會舉步艱難！

要活要動，大有學問

多動可使人精力充沛，身體結實，抵抗疾病的免疫力增強，也是使贅肉不上身的不二法門！

我們看人性的美醜，不是看他的財富和學經歷，而是看他的行爲，一個生活儉

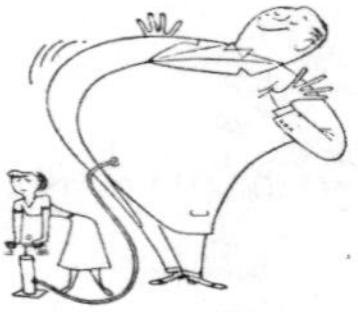

樸，對人體貼的人，一定讓人打心裡對他敬重。

人要活就要動，不動會使人機能退化，就像不動的水會變臭一樣。

但是怎麼動，怎樣鍛鍊身體，這中間卻是大有學問。尤其是對一個已經超重很多的人，一舉一動更要格外小心，如果盲目地做一些不適合他目前身體狀況的運動，只會造成他身體的傷害，輕則拉傷肌肉，重則引發心臟病，千萬魯莽不得。

除此以外，過分運動也會造成心理緊張，像和別人賽跑，超重的人一定會落後很多，這是必然的事實，因爲他身體的重量就比人家多很多。

一個正常體重的人，都應該是一百多磅，胖子當然不只此數目，他體重比人家多了幾十磅，就等於身上多背負了幾十磅的重擔。

手腳輕快的人才會跑得快，超重的人舉步都艱難，怎麼會跑得快。

若果勉強自己要追上人家，使出了吃奶力，會對身體造成傷害，在生理和心理上會造成雙重壓力，不但打擊他的士氣，也使他的自尊心受損，從此他再也不熱衷運動了。

運動和體重之間

運動應該是一項愉快的活動，就像小孩子歡喜跳躍一樣，不含任何目的。但是很多人自我要求特高，而且人人都認爲「沒有辛苦，就沒有收獲」，這雖然是至理名言，但在某些事和某些情況下，應該不適用，若勉強去做，不但做不好，所得的結果也是負面的。

生理的利益也必須顧及心理的負擔，所以很多時候兩者是不能共存的。我們必須明白，人類是在身心兩大系統的運作下生存，必須同時兼顧，既要對生理的一部分有利，便不能對另一部分不顧。

很多人往往誤認運動和體重之間，可以用一個簡單的公式來計算，即我們吸收多少卡路里，都可以透過運動消耗多少卡路里。可是根據這種計算卡路里所設定的各種減肥計畫，卻無法達到永久性減輕體重的效果，這中間牽涉到的即是生理和心理的問題。

就生理方面而言，有些減肥心切的人，都會嚴格限制卡路里的攝取量，卻仍無

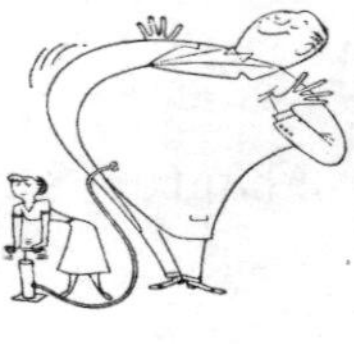

法達到顯著減肥的效果，這種現象就是我們曾提到過的人體保護機制。因爲所有的動物都具有天生保護身體對抗饑餓的威脅機制，如果沒有這種保護機制，人類老早就絕種了。

你吃得愈少，你的新陳代謝就愈慢，這種新的新陳代謝調整，是要讓我們在絕糧的時候，能夠保命的法寶。

減肥不能等明天！

在心理方面，吃是人生最好的享受，那種帶給我們滿足和舒暢的感受，是無與倫比的。

如果你曾經挨過餓的話，更能體會食物帶給你的快樂和滿足。

現今社會，最不缺的是食物，所以才會滿街都是胖子。一個生長在富裕社會的人，從小就吃慣了美食，卻因爲要減肥，一下子限制了他很多美食，在心理上是很難適應的，眞是痛苦萬分。尤其是無時無刻都有機會面對美食，實在很難忍受那種美食的誘惑。

當他面對這些美食的誘惑時，理智上告訴他不可以吃，但是感情上卻告訴他：「你快快吃吧！減肥留待明天也不遲。」但是天天都有這種誘惑，他掙扎再掙扎以後，於是解禁了，減肥計畫早已置之腦後。所以以這種方式減肥，不但痛苦，而且永難成功。

因此我們倡導的減肥法，首先讓你不挨餓，你什麼都可以吃，只是不可過量，每餐吃六七分飽就可以了，因爲吃六七分飽最舒服，你不會被胃裡的食物撐得動也不想動，只是想睡覺。

第二，要愼選你的食物，凡是很快就會變成脂肪的食物，你最好少吃。少吃某些東西並不會令你產生痛苦，因爲還有很多好吃的東西，可以讓你品嚐。

你如果肯細心觀察一下，就不難發現有很多好吃的食物，既可讓人吃得滿心歡喜，又能使身體健康不長胖，而且也不會讓你吃飽了就想睡。

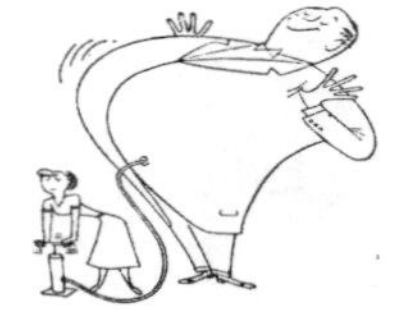

運動要量力而為

運動不一定要激烈才能產生功效，對大多數人而言，激烈的運動對他們非常不合適，反而會產生反效果。

但是我們所處的社會，很多人都很熱衷各種運動，不少人常在球場或電視上看各類運動比賽，著迷得不得了，恨不得自己也能上場較勁，情緒之高昂，好像自己身在其中，所以對運動員崇拜得五體投地。

不過就醫學和生理學的觀點，這些過度和過激的運動對健康很不利，而且運動生涯也很短暫。

大體而言，運動是爲了健身減肥，只要運動到自己極限的一半就可以了，這對任何體型的人都可以適用。體力代表我們運動當時生理所能供應的所有能量，我們的目的是在健身，不是和人家競賽，所以無需消耗掉所有的能量，而是從每日的鍛鍊中，製造更多的能量。

因此，每次運動在消耗體力的一半時就應該停止，這樣你仍然會覺得體力充沛，很舒服，很有精神，不要爲自己製造緊張又感覺疲倦。

如果每次運動以後都筋疲力竭，一定不會持久，做幾次就不想做了。因爲既緊張又疲倦，一定會讓你感覺 有壓力，有壓力就有痛苦，這種痛苦會使你退縮，視運動爲畏途。因爲人都是這樣的，如果不歡喜就不會去做。

只有令你既快樂又舒暢的運動，才會天天去做，一旦養成習慣以後，若有一天沒空去做，就會忽感若有所失，這種習慣就像吃飯睡覺一樣。

因此只要養成固定的運動習慣，身體狀況自然而然會日漸改善，體力也會增加，減重則更不在話下了。

就醫學的觀點，呼吸急促和汗流浹背，都應該避免，無論從事任何運動，都不應當劇烈到必須張大嘴巴來呼吸，這表示你的生理狀況已呈現緊張狀態。此時最好停下來，不要勉強自己，尤其是一位超重的人，心臟都已經不健全了，要再勉強做這種激烈的運動，實在是非常不適合的。

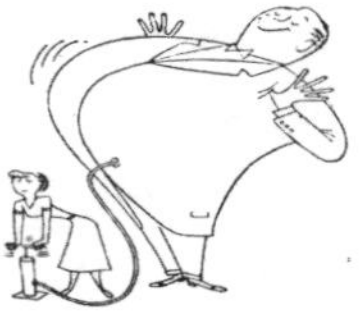

終身贅肉不上身

各位要記住，最適合減輕體重的運動，必須符合兩項原則，才會產生效果，讓你眞正的能減肥，而且終身贅肉不上身：

一．必須天天持續運動，而不是做做停停，像每天吃飯睡覺那樣自然，不要一日打魚，三日曬網，那樣是不會有效果的。

二．做的運動必須貫徹全身，不只是手臂的動作，腰部和腰部以下都要有大動作，就像電視上常教授的有氧運動那樣，就像打太極拳那樣，全身每個部位都輪流扭動，這樣的效果最好。

只要牢記以上的要點，持之以恆去做，就控制體重而言，絕對會成功的。

在吃的方面，如果選擇一些天然、含各種維他命和礦物質的食物，少吃糖和高油脂食物，就不會刺激胰臟的胰島素過量分泌，身體裡就不會再囤積大量的脂肪。

又因爲每日不間斷的運動，體內的新陳代謝頻率會慢慢的跟著改變，使你的身體持續燃燒脂肪，而不是只有在運動時才燃燒脂肪。

我們一再重覆的一句話就是，「任何一種鍛鍊身體的方法，都必須配合個人的體力，否則不但無益，反而可能帶來傷害。」

同樣的運動方式，未必人人適合

很多人認爲，只要運動，必然能帶來健康，這實在是不切實際的想法。

每個人的體力都有差異，同一種方式未必適合所有的人，因此同一方式的鍛鍊，未必人人都能得到滿意的效果。

人體隨年齡而變化，所以採取任何一種體能鍛鍊，都必須因時而異，換句話說，必須配合個人的體力來調整。

人過中年以後，體力即日漸衰退，因此任何一種體能鍛鍊不應再激進地以增加體力爲目標，而應以維持體力爲原則，這是每個中年人應該牢記在心的。

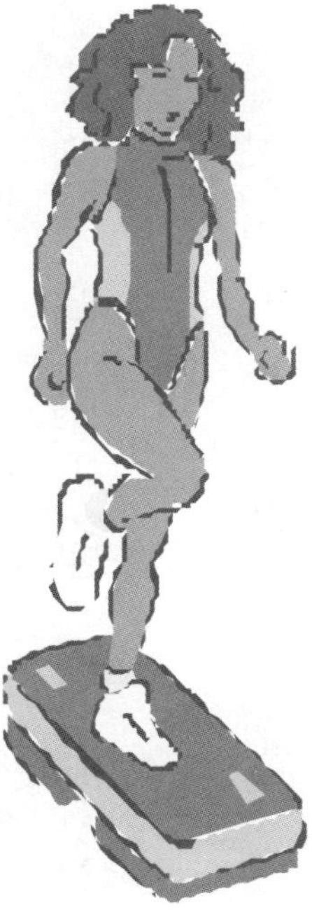

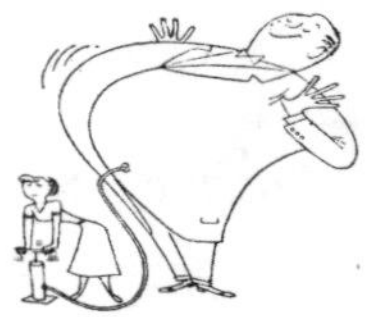

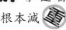

運動過劇或方法不對，必定會引起外傷或內傷，所以我們對自己的體能應有正確的判斷，然後再從事正確的鍛鍊，否則絕難達到預期的效果。還可能帶來難以預估的後患和立即傷害。

在我們所接觸過的病人中，因爲運動的傷害，吃了很多不應該吃的苦，受了很多當初無法預估的罪。

所以必須仔細評估自己的體能和年齡，能夠承受哪一種強度的運動，絕不可追趕流行，或盲從無度。

如果認爲某種運動對減肥或體能有很好的助益，也要循序漸進，絕不能求急功，希望馬上就能立竿見影，這往往會導致未蒙其利，先受其害的不良後果，造成終身遺憾。

例如跳繩，看似很容易，但並非人人能做，小孩子跳起來輕輕鬆鬆，心不跳、氣不喘，但是如果你有相當的噸位，想藉這種運動減肥，那就要好好考慮了。因爲跳繩絕不輕鬆，跳時必須抵消重力，才能跳高，繩子旋轉加速，跳躍也必須加速，自然心跳也會加快，沒有幾下，氣就已經喘不過來了。如果還要勉強跳下去，對心肺都非常不好。

量力而為，循序漸進

一個已有動脈硬化趨向，或循環機能有障礙的人，就會引起不規則的血壓變化。隨著血壓的變化，心跳的韻律就會變得紊亂，如果好勝心強，不肯服輸的話，緊接下來就會出現噁心想吐的現象。這是嚴重的警訊，說不定馬上就會陷入虛脫症狀，後果就很嚴重了。

所以如果想要鍛鍊身體，或者想藉由運動來減肥，千萬要記住，量力而爲，最好是循序漸進。很有耐心地每天做幾分鐘，然後慢慢加長時間，才不會引起運動傷害，達到你所預期的效果。

又如中老年人，或肥胖者，做伏地挺身運動，也會引起心肌梗塞，千萬不可硬來，量力而爲才不會招致反效果。

如果細心觀察一個身廣體胖的人，提起重物時，他們的臉色馬上會起異於常人的變化，臉紅脖子粗不說，眼睛看不見的體內變化，就更嚴重了，像腎上腺素增加，及血壓急遽增高都是很有可能的。

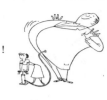

所以對於血壓高，或心肌已有障礙的人，這種運動更是超過心臟機能所能負擔的界限，可以說是危險萬分的運動。

慢跑是否能減肥，答案是肯定的。事實上，做任何運動都能減肥，這是不爭的事實，只是方法要用對，切莫貪功。天下哪有一蹴可成的事？你必須認清這個事實和千古不變的眞理。你若認爲這種運動對自己有幫助，那麼就認眞的去做，不要一曝十寒。

慢跑的另一好處就是慢，慢有什麼好處呢？從事慢跑的人，不是田徑健將那樣，在運動場上，槍聲一響，就死命的往前衝，和對手爭那一分一秒，那是爭獎牌，爭榮譽！

而你是爲了鍛鍊身體，爲了減肥，所以不必跑得氣喘如牛，出盡了吃奶力。覺得自己的體力尚好，就多跑一點，氣喘了，就要慢下來，或者乾脆就停下來。休息一會，等呼吸調整好了，再起步也不遲，輸贏在你自己心中，不必和人家比！

運動的基本原則，是因爲適當的運動能讓自己更健康，如果不考慮自己的生理狀況，做過劇的運動，不但無益健康，反而有損健康。這不是智者所當爲的！

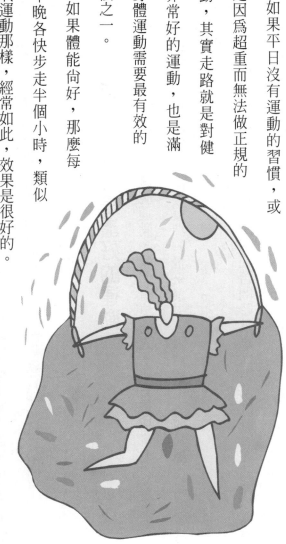

如果平日沒有運動的習慣，或者是因爲超重而無法做正規的運動，其實走路就是對健康非常好的運動，也是滿足身體運動需要最有效的方法之一。

如果體能尚好，那麼每天早晚各快步走半個小時，類似有氧運動那樣，經常如此，效果是很好的。

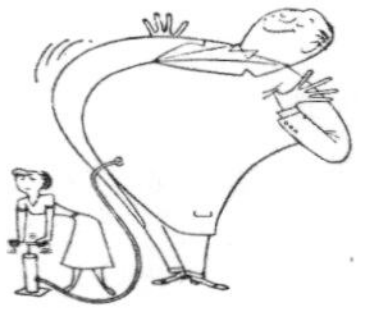

如果這種走法也會令你感到氣喘的話，那麼就優閒地散步吧！最好採取漸進的方式，天天按日常的時間分幾次散步，只要幾天下來，你就會開始感覺不同了。

無需汗流浹背，走路就是最好的運動

其實，走路也是非常好的減肥運動，我們有位病人，前夫是加拿大的名律師，業務遍及全球，經常美國、歐洲、亞洲的飛來飛去，因爲多金，而又生性風流，當然紅粉知己不少。

偏偏他的配偶是很傳統的女性，所以在苦悶時就以飲食來排解，尤其鍾愛高熱量的巧克力糖。

糖是很好的安慰劑，無論大人小孩都愛吃，但是糖也是製造體內脂肪最好的物質，也是最容易使人得慢性疾病的食物！誰若多吃了它，體重都會直線上升！

她的女兒眼見媽媽日比日胖，天天病懨懨的樣子，如此下去，怕活不過幾年了，因此極力勸她離婚，否則只有早逝一途。

一個作父親的，被兒女憎惡到這種程度，也是相當可悲，奉勸天下男士，你最好潔身自愛，否則到頭來何止妻離子散，恐怕世間不會再有一個人，眞心愛你、關心你了。

她後來聽了女兒的話，眞的離婚了，從多倫多遷居到溫哥華，離開了那傷心地，換個環境來療傷止痛。

因爲太胖，所以她的兩個膝關節一走路就痛，她知道非減肥不可了，因此求助於我們診所。

我們勸她先醫好膝關節，以便於多做步行，並從此刻起節制飲食，凡是容易使人致胖的東西都要戒絕，每日多走動走動。

她是一位很聽話的病人，一年下來她瘦了四十多磅，平均每星期瘦一磅，眞正是腰帶漸「窄」人愈美！

她原本就有詩人氣質，溫哥華又是個有山有水，鳥語花香很美的地方，她住的公寓，面對大海，遠山綠水，令人心曠神怡。

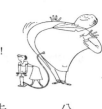

她夏天就到海灘散步，冬天就到街上或商場走走，起先只能走一兩個街口，就要回家休息了，幾個月下來以後，她可以走十個街口，而且速度愈來愈快。

這種生活讓她滿心喜悅，日漸苗條的她不但變得年輕，也容光煥發，昔日優雅美麗的容顏又被她找回來了。

所以我們知道，散步也是很好的運動，你無需跑得汗流浹背，氣喘如牛，只要日日有恆心去做，體內囤積的脂肪，也會一天比一天少。

試想一個人如果能瘦四五十磅，或四五十公斤，不就等於卸下了那上百斤的重擔，行動當然輕快多了，生理心理同樣沒有重擔，對人生的感受當然很不同囉！

肥胖Out

糖是很好的安慰劑，無論大人小孩都愛吃，但是糖是製造體內脂肪最好的物質，也是最容易使人得慢性疾病的食物！誰若多吃了它，體重都會直線上升！

Chapter 9

下定決心來減肥

若有決心減肥，
就要馬上開始！
永遠不要把節食的事拖到明天。
今天如果忍不住美食的誘惑，
明天、後天照樣不會節制的。

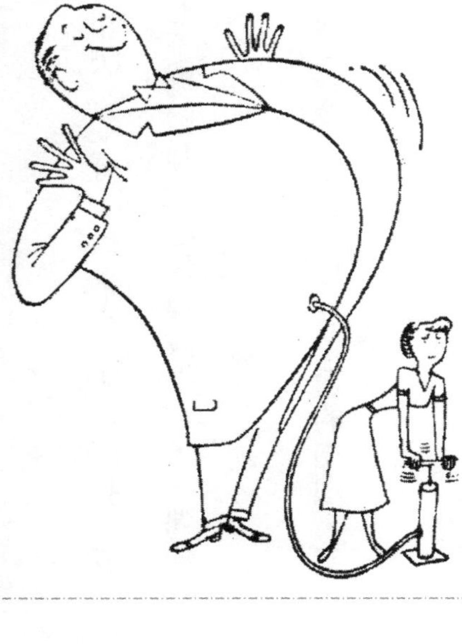

做任何事情，若想順利成功，非要有毅力和決心不可。很多人之所以減肥不成功，固然是因爲方法用的不對，但毅力和決心不夠堅強，心理建設不夠，一遇挫折，就自暴自棄，才是最主要的失敗原因。

如果減肥不久又開戒，瘦了又胖，胖了又瘦，經常如此，反反覆覆的循環，其危險性比保持過重還大，這點不能不注意。

若果意志力不夠堅強，常常抑制不了對美食的誘惑，我勸你還是不要減肥的好，因爲不成功的減肥，不但無助健康，反而有害。

所以當你下定決心減肥時，就要堅持到底，絕不回頭。有這樣決心的人，才會減肥成功。

肥胖是公害？

肥胖不只是個人問題，也演變成了社會問題。因爲肥胖會引起許多慢性病，使醫院的病床即使年年增加，還是無以爲應。

至於醫療費用的開支，使每個開發中國家的衛生機構都大爲頭痛。那些龐大的赤字，不知該用什麼方法來彌補。

如果你的有心計畫減肥，那麼就應該像戒菸一樣，永遠戒絕，肯定自己卻能終身奉行不渝。

甩掉惱人的贅肉

一個正在減肥的人，睡眠與運動都很重要；一個睡不好的人，決不會想去運動，因爲太疲倦了。此外營養也要顧到，不是吃的多才夠營養。吃的少又吃的對才眞正對身體有益。營養充足了以後，才有旺盛的精力去從事運動。

運動不僅能提升心臟血管功能，降低心肌梗塞的危險性，而且減少得到許多惡性疾病的機會，也使身體新陳代謝的機能增強，有助於優質營養的吸收。

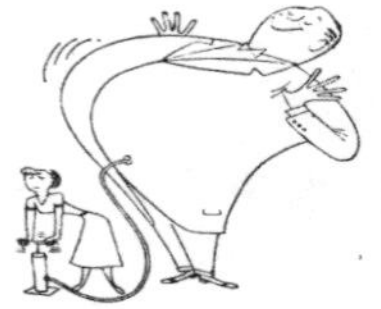

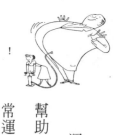

運動除了促進新陳代謝的速率，提升體能的耐力以外，對消化及排泄大便也有幫助，而且還能改善心理狀態，提高情緒，讓人覺得樂觀開朗，眞是好處多多。經常運動的人，不會心情不好。通常一個人在經歷體能上、或是心理上的活動之後，很少會多吃些油脂食物的。

如果你以往不愛運動，好逸惡勞，那麼從你下定決心減肥的那一刻開始，也要同時改變你以往的生活習慣，沒事時多動動。

運動不必像參加比賽的職業運動員那樣，天天激烈地鍛鍊自己，你只要量力而爲，循序漸進，天天不間斷地做，必然會有很好的效果。因爲運動不但能保持肌肉、關節和心臟功能的良好狀態，還可以使心靈獲益，當然也就能減緩衰老。雖不能青春永駐，但是一位精力充沛的人，怎麼看都會比同年齡的人年輕。

節食中的買菜須知

上超級市場買菜時，最好是在用過餐以後再去買，就不會因爲肚子餓，看見各種好吃的東西都想買，尤其是馬上可以入口的糖果糕餅之類的食品。

在購物時分量少買些，如果量越大，價錢越便宜；不要貪這點便宜，寧願選購小袋包裝的，在烹煮時，不會因爲量多而多煮一點。又因爲愛惜物力，吃不完也不捨得倒掉，勉強塞進肚子，贅肉就跟著來了。

買菜時要多買幾樣蔬菜，天天變化著吃，家人就不會感到厭煩。尤其是綠色蔬菜，是上蒼賜給我們的珍寶，它含有各種的維他命和礦物質，大人小孩都需要這些大地的精華。

多買一些新鮮的低卡路里的食物，少買那些加工過的食物，汽水、果汁更不要買，這種飲料的糖分都很高。與其喝現成的果汁，倒不如吃新鮮水果，這些含高纖維的新鮮水果，吃一個就已經半飽，比那些加工過的現成果汁好太多了。那些現成果汁不但糖分高，又去掉纖維，而且倒出來即可入口，太方便了，一杯喝下去已經是好幾個新鮮水果的量了。

冰箱裡不可放冰淇淋、蛋糕之類的食物。這些食物除了糖和油，實在一無可

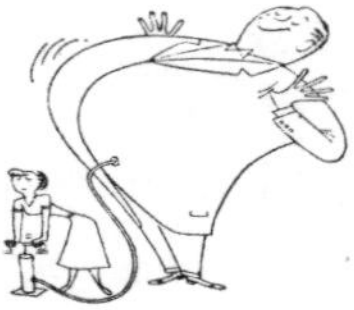

取。冰箱內只放需要煮了才能吃的東西，才不會時時開冰箱，順手拿來吃。

想減肥，該怎麼吃？

有很多人在開始實行減肥時，對喜愛的食物，的確很能克制，效果也不錯。等到有相當成效以後，認爲可以開戒了，看到喜愛的食物忍不住又想吃，不久身體又回復原形。

現代化的減肥菜單，包括肉類及果蔬，只要不過量，效果是很好的，但不要有過多的澱粉。澱粉發酵後成爲醋，攝取大量澱粉後，會出現一些惱人的病徵，因此只要適量就好了。

減肥者的食譜中，含少量澱粉、油類、和蛋白質的食物不可以不吃。爲什麼減肥還要吃油呢？因爲油類會使胃消化時間拖長，會刺激體內飽和脂肪得到充分的利用，使血醣保持較長時間的正常水準，所以不會使人感到飢餓。

少量多餐

很多人都知道，少量多餐也是減肥的好方法。道理很簡單，假如我們分少量多餐（眞的要少量），大多數的食物都可以轉化爲精力，很快就消化掉了。所以爲什麼要覺得餓了才吃，就是不要讓胃裡老是不知道還有未消化掉的食物。

如果少餐多吃，大量的食物會使我們的酵素系統忙不過來，以致不能把全部食物轉化成精力，而大部分的糖及蛋白質會轉爲脂肪囤積在體內。

脂肪是人體三大營養之一，本是好東西，我們一切活動和體溫的維持都需要消耗能量，細胞膜、神經組織需要它，皮膚也需要脂肪才會光潤，它是人體內的高效能源。人體所需能量的另一來源是碳水化合物，但等量的脂肪所含之熱量是碳水化合物的九倍，所以脂肪是生命的重要物質。

適量的脂肪是生命必須之物，人要活著就不能沒有它。但是過量的脂肪，卻是有害之物，它不但影響各內臟機能、造成細胞的病變、衍生出許多慢性難以醫治的疾病，至於外貌的改變就更不用說了。

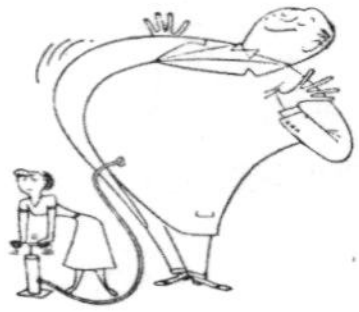

這就是我們要減肥的原因，把多餘的脂肪慢慢的消耗掉，讓生理的機能正常，進而使心理的壓力減少。

現在的社會是高度競爭的社會，各行各業都很繁忙，每個人都在搶時間。所以很多人一大早因爲趕著出門工作，而沒有時間好好的吃早餐，中午也是隨隨便便的打發，只有晚上工作完畢，大家才有時間好好的吃。所以一般家庭主婦總是在晚餐準備大量的飯菜，滿足一家人餓了一天的腸胃。

因爲每個人下班回到家，都很餓了，於是都會想好好的吃一頓，把早上的、中午的放在一餐吃，當然會超量。天天晚餐超量的吃，吃了又不動，當然會肥胖。還有如果晚上還得參加應酬，上館子用餐，盡量避免油膩而選擇清淡的食物，如吃魚，最好是選擇清蒸的方式來吃。

又好又有效的減肥方式都應顧及營養。有均衡的營養，才能無損健康。所以就要知道如何吃的好，吃的對才能減肥，又無損健康。

很多超重的人都有一種不正常的心理，認爲活著是爲了吃，而且好吃的人多半口味很重，重口味使他飯量大增。原本只一半的量就夠他用的了，非要把胃撐的又滿又漲。

其實我們飲食是爲了活命，當然也是一種享受。如果把飲食一事當作是爲了維持生命，就不會有貪吃的慾念，只要維持足夠的能量以供身體所需就成了。

蔬菜應該怎樣煮

一個想減肥的人，必須明白自己的生理狀況，肥是怎麼來的，把發胖的原因弄清楚以後，再來改正以往的錯誤。如果以往你很貪吃，飯量也很大，又愛吃甜食，糖果、蛋糕樣樣愛，那麼從你決心減肥的那一刻起，這些東西都要少吃、甚至戒絕。飯量也要減少，多吃蔬菜，少吃肉，因爲即使是瘦肉，含油量也不少；蔬菜如果你不用大量的油去炒的話，含油量是很低的。

煮蔬菜最好的方法，是鍋子燒熱了以後，放2湯匙的水與少許鹽，然後把青菜倒進鍋，把鍋蓋蓋上，兩分鐘以後，菜變色、變軟了以後，放些麻油（請參照本書的第一章：什麼油對你最好？）下去再起鍋，那眞是又香又翠綠。

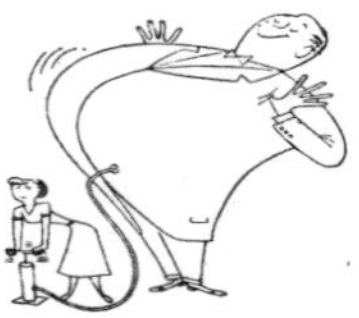

爲什麼炒菜要先放水呢？因爲蔬菜的精華就是菜汁；先放水使它的汁不會燒乾，而且水的蒸氣使蔬菜的纖維儘速變軟，菜葉儘速變綠。

而把鍋蓋蓋上，是要保持熱力節省時間，和蔬菜的菁華不會被蒸發掉。同時也使爐台保持乾淨，省了很多清理廚房的時間。所以凡是燒菜，不管是葷是素都最好蓋上蓋子，切莫像餐館炒菜那樣，製造大量的油煙，對肺部不好。所以廚師得肺癌的特別多，可能是因爲天天吸了太多的油煙。

爲什麼要放麻油呢？因爲麻油在所有的油類裡對身體最有益。在本書的第一章中我已把煮菜用麻油的原因，及麻油對身體的種種好處對讀者作了詳細的介紹。

減肥一定要循正途去做，雖然時間稍長，但對你的健康最好。瘦下來以後，終身也不會再胖了，因爲你不良的生活習慣已經改正過來了。

如果你已下決心減肥，就要馬上開始。永遠不要把節食的事拖到明天，今天如果忍不住美食的誘惑，明天、後天照樣不會節制的。不要一心只想吃減肥藥，那對你絕無好處。它所產生的副作用會令你後悔不已。

選擇減肥計畫，要選擇那種真正能幫助你的那種，不要相信短期就能減肥成功的神話，以為藉助一瓶藥丸，就能讓你迅速苗條。那是假性的減肥，天下絕無快速減肥的仙丹。你若夠聰明，就知道那完全是靠不住的謊話。

吃減肥藥是可以在短暫的時間內減重，但那是失水，不是真的燃燒了體內囤積的脂肪，副作用之多、之可怕，一般人是不會瞭解的。它造成生理紊亂，最常見的，就是造成肝腎的傷害。如果警覺性不高，當身體出現異狀，或已經感到不舒服時，還繼續服用，那就完了。

想要減肥成功，無法借助外力，只有自己努力才會成功。因此只想以短暫的時間，用吃藥的方式來達到減肥的目的，是不可能成功的。決心加上毅力，並且明白在時間上也要一年半載才會有成效。

減肥要想成功，意志力是非常重要的，不能為求速效，就不擇手段，這樣最易傷身，甚至可能造成終身的遺憾。肥胖是慢慢來的，那麼身體的脂肪也是要慢慢的才會減少，這是正常的生理現象。要想立竿見影，就會賠上健康。

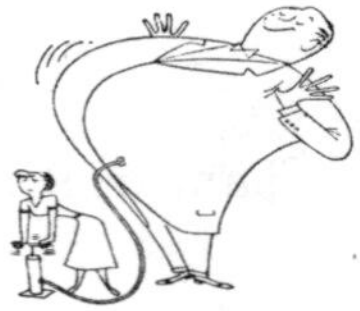

選擇食物要有智慧

減肥除了節制食量以外，最重要的是選擇食物，要每一種食物都能顧及，才不會營養失衡。牛奶最好選擇低脂牛奶，肉類以魚肉最好。當然其他肉類也可以吃，但不要多，最好切成薄片和蔬菜一起炒。

切薄片的好處，就是看起來多，心理已經有滿足感。有人說中國菜比西菜高明，就是所有的肉類切成薄片，都可以混合各種蔬菜一起炒，味道不但好，而且還可以與多人分享；不像西菜都是大塊文章，四兩牛排煎好，一人吃還不夠，但是四兩牛肉切成薄片，和蔬菜一起炒，就有一大盤，夠好幾個人吃了。

蛋白質是細胞再生及修護的基本要素，如果少了這方面的營養，身體健康會受影響，但蛋白質不只是存在動物的肉類，植物中的含量也不少。

在攝取澱粉類的碳水化合物時，應該選含有胚芽的糙米飯，其他麵粉類的食物，也以帶皮的粗麵包和糙麵最好。

我們必須再次強調，適量的脂肪，即使是低密度飽和脂，對身體健康仍有其必須性，不要因爲減肥而完全棄絕，那是兩回事。只要不過量，它就是好東西。它能幫助身體吸收油融性的維他命Ａ、Ｄ和Ｅ，也使皮膚、頭髮看起來有光澤。但動物性脂肪還是少吃爲宜，煮菜時最好使用植物油。

眞要吃奶油時，最好是吃天然奶油，人造奶油最好不吃爲妙。現在的醫學報告指出它的害處比天然奶油更甚，可以說是一無是處。當年大家滿心歡喜地吃這些奶油的代用品，以爲少了很多膽固醇，現在才知道眞是大錯特錯。

食品有千萬種，有些含油脂高的，有些含油脂低的。換句話說，有些只是吃很少量，但是它含卡路里很高；有些吃了很多，但是它含水量高，纖維也多，所以熱量也不高。如果善於選擇的話，不必受捱餓的苦，體內也不會囤積脂肪，再加上適當的運動，就不難消瘦下去了，回復你苗條的身材。

有些人因爲閒著無聊，只好終日以看電視解悶，尤其是一些兒女已經長大離家的主婦們，家事少了，又不必天天忙著上班，又沒有特別嗜好，所以看電視的時間很長，就會放些愛吃的零食在旁邊，三不五時地伸手拿來吃，因爲時間長，不知不覺就吃多了。這些零食熱量也不低，即使你正餐吃的少，還是會胖。

遵守以最少的卡路里吃最多食物的原則，如此既不會發胖又可滿足食慾。飯後不吃甜點的話，即使吃了一隻大雞腿，配上青菜豆腐，吃的飽而且卡路里也不高。但要記住，吃雞鴨類的皮含油量最高，吃時千萬要把皮剝掉。還有雞胸肉比雞腿肉含油量少，若把雞胸肉切成薄片，搭配一些紅、白蘿蔔及綠菜花，那麼色、香、味都全了，也不必再吃其他東西了。

如果無法抗拒巧克力及蛋糕等高熱量的東西，一開始就不要購買，爲家人準備的也不可以，因爲只要家中有這類食品，你看到就會開戒了。

進食的順序也很重要

一般人都在飯後喝湯或吃水果，我們卻認爲飯前先喝湯或吃水果最好，因爲已經吃飽了，再加這些東西往往會過量。

有人認爲喝點湯無關緊要，只不過是潤潤喉而已，這就錯了。現在人煮湯可不是清湯，是放了很多佐料進去的，卡路里高的不得了。所有佐料的菁華都在湯中，實在是跟吃一大碗碗飯菜沒有多大分別。

飯前吃水果

很多人都認爲水果很營養，對身體也好，所以很放心地吃。但水果因爲甜度高，所含的卡路里也高，多吃還是不成的。每天各類水果如橘子、芒果、蘋果以一個爲宜，超過就過量了。而且在用餐前吃最好，胃裡已有湯和水果，可以說已經半飽了，其他食物自然會少吃。

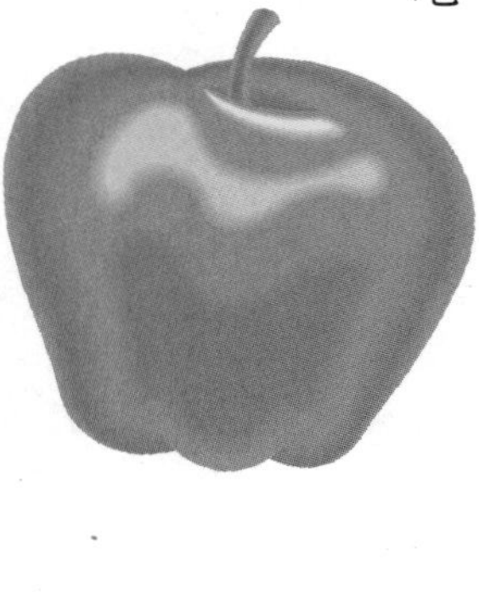

如果你眞的在晚飯前已經很餓了，而晚餐還未上桌，那你最好靜坐片刻，實在忍不住了，吃點水果，或一兩片餅乾，但這些餅乾可別是又甜又膩的夾心餅乾，如果手邊有一兩粒栗子更好。

有位病人告訴我們，他有一餓就頭暈的毛病，我告訴他，栗子在《本草綱目》中被列爲上品，非但營養也耐飢，於是他每天把栗子放在飯上蒸熟，然後放進冰箱，隨時可食用。每次餓到頭暈時就吃幾顆栗子，慢慢地嚼，只吃了兩顆就頭不暈、肚子也不餓了。這是個好辦法，所以在此一併告訴讀者們。只有二顆栗子的熱量並不高，且能有如此的效果也很不錯。不過一定要慢慢地細嚼，如果你吃不到一分鐘就吞下，那麼你一定會覺得吃了等於沒吃。

吃飯時要心無旁騖，專心的吃，否則一旦分神，往往過量了也不自知。要用心慢慢的吃，雖然比以前吃的少，但是用心慢慢的品嚐咀嚼，也吃出好滋味來，照樣能獲得像飽餐一樣的滿足。

用忙碌來忘記想吃的慾望

中國有位大書法家王羲之，因爲專心寫字，端午時家人拿給他一碟粽子，他居然拿起粽子把墨汁當糖沾來吃。可見一個人如果專心作一件事，即使肚子餓也照樣感覺不出來的。

所以你不妨使自己忙碌一點，多找些事做，或者培養一種新嗜好，把吃東西的心思分散。不要太清閒，事情一忙，你甚至連飯都忘記吃了。而且活動一多，消耗的能量也多了，無形中幫助你減肥。

如果你已下決心減肥，在辦公室裡有同事請你吃東西，雖只是一些零食，你還是要告訴對方你正在節食，謝謝他的好意，人家也不會勉強你的。

貪吃的人沒事時，想的最多的就是吃。讓他忙的沒時間去想，就不會念念不忘，那個菜好吃，這個也不錯，如此一來，就會克制不了自己要往餐廳跑了。

還有不論早、午、晚，餐後一定要漱口。即使你不在家裡，無法刷牙，也要用茶水清理。漱口以後就不要再吃東西了。

我就是如此，刷過牙以後，絕對不吃東西，因爲吃了又要刷牙，太麻煩了。這樣做無形中下了一道禁令，你就不會隨便把零食送進嘴了。

Chapter 10

減肥不能走極端，更不能使自己受罪

急劇的減肥，
對愛美的人士反而是致命傷。
在男士方面，會使身體日漸衰弱；
在女士方面，則會導致生理不調，
變成無月經狀態，實在是非常危險，
而且得不償失，
也有違當初減肥的初衷了。

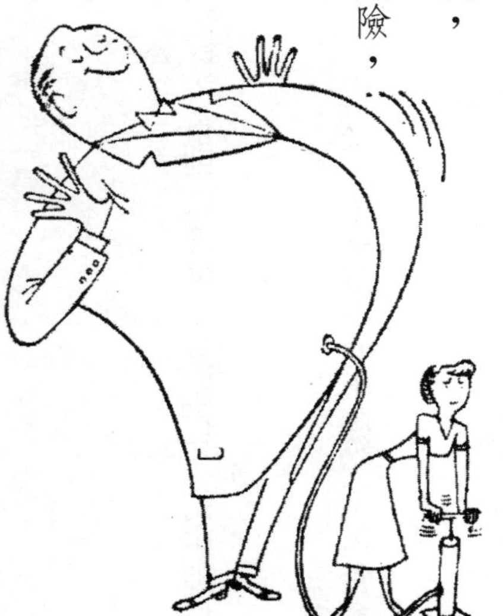

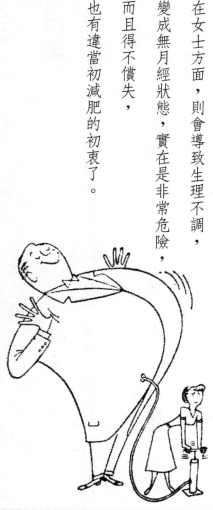

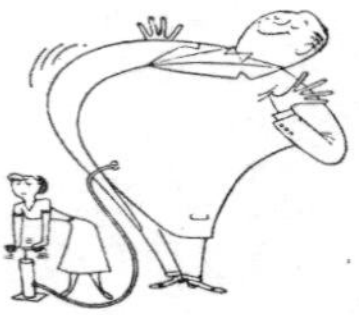

減肥不可自虐

肥胖的人應該減肥，但切勿採取過激的手段，否則就違反了身體自然的生理機能了。

有些人因爲想在極短時間裡把體重減下來，所以常採取激烈的手段，不但每餐要計算卡路里，還嚴格的限制食物的攝取。

因爲限制得太嚴格，所以常處於飢餓狀態，因爲忍受不了那種飢餓感，所以看到食物就忍不住想吃，但是吃了馬上又後悔，就用手指刺激喉部，使吃進的食物馬上吐出來，這種自虐行爲會使身體衰弱得不可收拾。

不少青春正盛的女孩子，因爲急於減肥，雖然飢腸轆轆，就是不敢進食，眞是愚不可及的事。

厭食症是一種現代病，而且有日漸增加的趨勢，它的特徵是極度的食慾不振，和體重突然減輕，如果持續下去，會導致身體衰弱，甚至有生命的危險，因得厭食症而喪生的，已經不是什麼新聞了，不但是經常發生的事，而且多半是一些減肥心切的無知少女，眞令人爲她們惋惜！

因爲想瘦的意志力極強，所以才會嚴格的實施減肥，有些人甚至採取絕食，或者只飲水，或依靠維他命丸過日子，這種過激的減肥方法，的確可以迅速減肥，但相對的也陪上了健康，甚至生命。

採取這種過激的減肥方法，除了會得厭食症外，還有另一反作用。

一直禁食到最後，可能會變成食慾更強烈的反常現象，如此一來，體重會比以前增加得更快。

而且若是採取不當的減肥方法，在男士方面會使身體日漸衰弱；在女士方面則會導致生理不調，變成無月經狀態，這是非常危險的，實在得不償失。

當我們生病的時候，或吃下不當、有毒的東西，會讓我們想吐，這是一種本能的自衛反應。如果因爲怕吃下去的東西會使自己變胖，而採取違反自然手段，硬要把吃下去的食物吐出來，一再重覆這種違反生理自然法則的愚蠢手段，我們身體的生理機能就會產生錯亂，甚至發生不可收拾的生理亂象，這是非常可怕的。

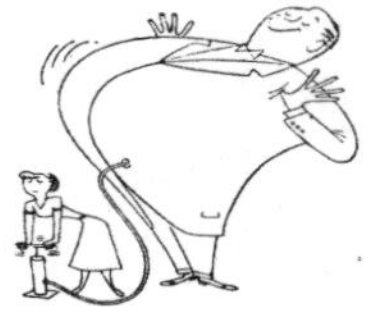

還有一些人採用瀉藥減肥，更是愚不可及，其結果也會使身體的生理機能發生混亂，比大病一場還可怕。

如果因爲想減肥而破壞了身體生理機能的自然運作的話，實在是得不償失，付出的代價太高了。

當今社會因爲減肥而導致健康受損的先生女士們，絕不在少數，對健康的影響也不單只是營養不良，或者月經不調而已。

因爲身體衰弱，而導致抵抗力減低，原有對細菌的抵抗力降低，一旦感染了疾病，由於免疫力已減弱，將會導致意想不到的嚴重後果。

而且急劇的減肥，對愛美的人士也是致命傷；因爲急劇減肥，不管你看起來多麼的苗條，但是臉色蒼白，容顏憔悴，皺紋增加，一副病懨懨的樣子，也有違當初減肥的初衷。

醫食同源，從根本解決肥胖問題

以醫學的觀點來說，不管中醫或西醫，都會勸告社會大眾要重視飲食健康，飲食均衡，營養充足，才有旺盛的精力。也唯有均衡的飲食，才會容光煥發，心情愉快，所以他們主張，只要對健康有益的食物，都應該吃，才合乎健康和養生之道。

我國古代有「醫食同源」之說，西醫亦然。因爲我們的健康是從食物而來，只要吃得得當，不暴飲暴食，人人都會有健康的身體。

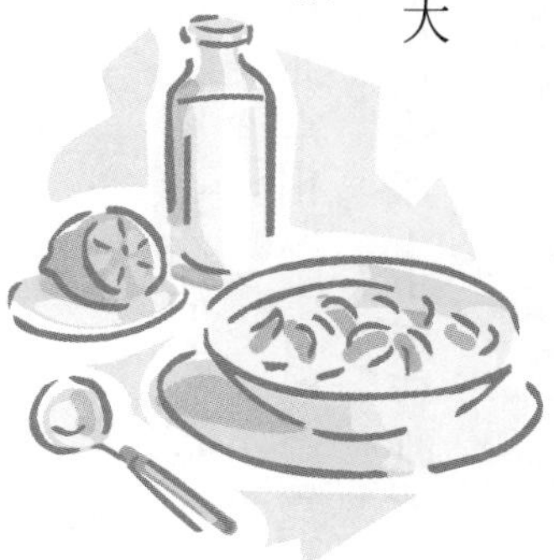

嚴格減少食量，易引起反作用

損害健康的減肥方法之所以容易失敗，是因爲嚴格的減少食量，不但痛苦，而且容易引起反作用，而導致更強烈想吃東西的慾望。

這種強烈的慾望，往往不是理智所能控制，一旦理智的防衛失守，食慾就會大增，而無法控制，大飲大食之後，往往又會後悔，於是重新再開始減肥，而且執行得更嚴格。

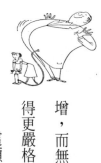

這類型的人實在太多了，這樣周而復始，一再重覆的話，不但苗條無望，反而會使體內更容易貯積脂肪。

爲什麼呢？我們試著觀察一些野生動物，像獅子、老虎、豹等的肉食性動物，因爲覓食困難，有時十天半月都找不到食物，尤其是在嚴寒地帶的冬天，冰天雪地，所有的小動物都躲藏在洞裡，覓食更加困難，所以一有機會，就儘量吃得很飽，把多餘的營養貯存起來，變成脂肪，以備下一次飢餓時備用，這樣才能熬過漫長的冬天。

這是上天賦予給牠們生存的自衛本能，若不如此，很多動物都會活活的餓死。

上古時代的人類也是如此，他們的生活方式和其他動物非常相似，有機會覓到食物，就大吃特吃，把多餘的食物轉化爲脂肪。所以即使覓食艱難，也不致餓死，就是上天賦予他們像動物一樣的本能。

所以爲什麼食物攝取過量會變成脂肪，就是因爲我們身體裡有像我們祖先一樣的生理保護機能，把多餘的食物貯存起來，以備不時之需，作爲保命之用。

但是如今是豐衣足食的時代，食物太豐富了，愛吃什麼有什麼，想吃多少餐任君所好，所以脂肪日日不斷的積存，最後變成了胖子。因此我常聽到一些胖子說：「我連喝水都會胖！」，就是這個道理。

爲什麼呢？因爲易胖的體質早已造成，所以雖然只吃一點點，也會發胖。

配合生理機能進食

有些人雖然不吃早餐，午餐也只吃一點點，照理應該不會胖！

問題就是出在這裡，早餐不吃，午餐又吃得少，到了晚上自然很餓，情不自禁的就會多吃一點，所以雖然少吃了很多東西，但

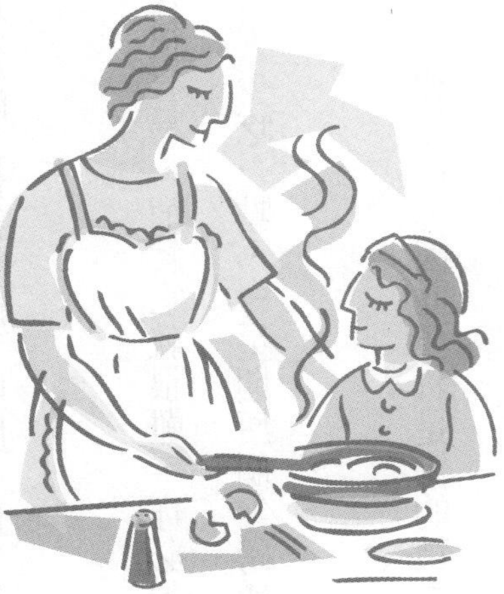

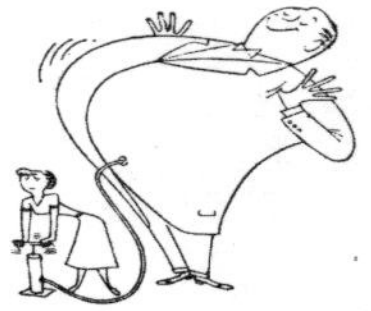

晚餐的量吃多了，消化不了的食物留在腸胃裡轉化爲醣，最後變成了脂肪，依然瘦不下來。

就是因爲身體裡積存了太多的脂肪，它積存很容易，消耗它就很難，你必須明白這種生理機轉，很有耐心的一天天的努力，每天少吃一點，一星期瘦個半磅或一磅，就該心滿意足了。

因爲現代人和遠古的人不一樣，我們必須讀書和工作，因此要有足夠的精力應付工作所需。精力從那裡來，當然是睡眠和食物。

因此你必須調整你的生活習慣，白天需要精力讀書工作，所以需要營養，讓你有精力，早午餐不但應該吃，而且要吃得好。至於晚餐，就要少吃一點，不但要少吃，還要儘量清淡，最好吃些容易消化的流質，爲什麼？

一般人在晚飯以後，就已經很累了，除非你是學生，有很多功課要做，否則多半會坐下來輕鬆一下，或乾脆就上床睡覺。如此一來，因爲我們已進入靜止狀態，其消化功能也會減慢，而無法把留在胃中的食物全部消化，轉化爲精力。

當我們明白了這種生理機能以後，晚餐吃少些和一些容易消化的食物，就最合適不過了。

因爲沒有多餘的食物留下來，天天如此，不但不會再胖，反而體重也會慢慢的回復正常。

每個人因工作而消耗的精力和體力不同，所以每個人所需要的飲食量也不同。所以減肥食譜因人而異，不但男女不同，老少不同，坐辦公室的和做粗活的更是相差很大，如何計算，最簡單的辦法，就是自我節制。

如果平日要吃十分飽才肯放筷子，從想減肥的那一天起，就要少吃一點，如果八分飽體重還沒有減輕的跡象的話，就要再少吃一點，六七分飽就成了。

這樣慢慢的減，原本被食物撐大的胃，因爲食物慢慢的減少，它也會慢慢縮小，不但不會感到餓，還會覺得特別舒服。因爲吃下去的食物恰到好處，足以應付你日常工作所需，不會像以往那樣因爲過飽而昏昏欲睡，反而精力更加旺盛。

以往吃十分飽，不是身體裡眞的需要；正因爲不是身體眞正所需要的量，所以才會被積存下來，變成脂肪。如果知道有所節制，怎麼吃對你最好，最有助於健康，也讓你最舒服，就不會貪嘴，非把所有的食物吃光光不可！

天天持之以恆，日日少吃一點，一年半載下來，必能達成減肥的心願，而且不會影響健康。

這樣輕鬆緩慢的減肥方法，不但心中沒有遺憾，沒有遺憾，就不會反常的暴飲暴食，而且百分之一百減肥成功，終生不會再胖。

採用我這輕鬆愉快的減肥方法，慢慢的把體內的脂肪燃燒了，不但不會迅速失水，皮膚鬆弛，滿面皺紋，無精打采。反而會讓你身體結實，精力充沛，容光煥發，這是我們寫這本書的目的，也是你讀這本書所獲得的最好收穫。

在我們接觸過的這類因急劇減肥而沒有成功的病人中，發現他們的健康狀況不但會迅速衰退，而且免疫力也會減弱，心情懊惱，導致神經衰弱，基至惱恨起自己來。有些還埋怨起自己的父母，是不是基因出了問題，諸如此類的不如意，產生不少身心的困擾。

免疫力減弱，不但不能抵抗外侵的疾病，也會誘發很多內在的疾病，像糖尿病，心臟血管方面的疾病，甚至癌症都有可能發生。

這不是危言聳聽，只要你稍微具備一點的醫學常識，理解一下生理機能，就知道危險性在那裡了！

減肥的目的，是想使自己中看一點，苗條英俊美麗，也想使自己更健康，活得更輕鬆愉快。試想當你身上少了幾十斤贅肉，不說別的，你走起路來輕快多了。

很多胖子都有腰酸背痛和呼吸不暢的毛病，爲什麼？因爲發胖正表示肌肉退化，淋巴血液不流暢，意識神經亦趨於遲鈍。因此脊椎對其他器官的支持力跟著減弱，故引發腰部無力，酸痛當然是自然現象。就像一個多背了數十斤重的人，哪能不累？

In 竅

從想減肥的那一天起，就要少吃一點，這樣慢慢的減，讓原本被食物撐大的胃，因為食物慢慢的減少，跟著慢慢慢縮小，如此一來，必能達成減肥的心願。

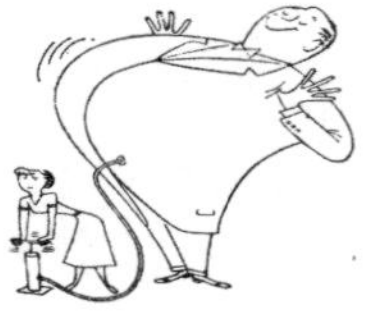

卡路里減肥法有用嗎？

通常節食時所吃的食物，並不太注重營養，長時間下來，身體機能就會失衡，這是引發內在疾病的原因。

以熱量計算法減肥，是美國人首創的，曾經風行一時，人人都在談卡路里，但美國胖子不但沒有減少，反而有上升的趨勢。

如果每餐都要計算每種食物的熱量，不但麻煩，也是製造心理壓力的一件事。而且同樣的一塊肉，因烹調的不同，其熱量也不同，進餐不是享受，是一種讓你覺得又麻煩又無趣的一件事。因爲心情的改變，影響了我們內在的消化吸收功能，久而久之，會引起腸胃的不適，食物不但對我們無益，反而有害。

其實現代人爲什麼會胖，過量的飲食，固然是原因之一，不愛勞動也有助長的趨勢。尤其是一般肥胖者，更有好逸惡勞的傾向，明知正確的減肥法，是少吃多動，卻沒有耐心實行。只一心期望藉助別種力量達成減肥的目的，所以各式各樣的減肥藥，應運而生。

不少人因爲迷信減肥藥，把它當成仙丹一樣，不但白白的送了很多銀子，有些警覺性不高的人，連性命都可能陪上！

正確的飲食方法，是基於生理狀況，選擇一些對身體有益的食物，同時要注意烹調方法，避免過多的油鹽和調味料。

現在的西方人士，都已知道速食品對健康幾乎是無益的，早視之爲垃圾食物。但是因爲方便，味道也不差，對一般忙碌大眾而言，爲了塡飽肚子，既方便又節省時間，還是樂於光顧。然而它絕非健康食物，因爲它無法提供體內細胞的營養。

改善飲食可以快速及有效的治療好些疾病，特別是導因於營養不良，或營養過剩者。有卓見的醫生會從人體的內分泌，和新陳代謝的情形，來判斷病人的健康狀況，並對他們所吃的食物來做觀察分析，看哪些食物對健康最有幫助，哪些食物對人體非但無益，反而有害？

他們主張人應該回歸自然，像我們祖先一樣，吃有限的新鮮天然食物，不要追求口腹之慾，天天像老饕一樣吃個不停。

因爲超量的食物會讓我們體內器官，帶來超量的工作，日久必然受傷，一旦受傷想要恢復就難了，即使修復也不若當初那樣健康完美了，「堪用」已經很幸運了。

欲速則不達，拒吃速食品

你如果想減肥，最好是每日吃家裡煮的清淡食物，不要因爲工作忙碌，而經常在外進食，或者因爲節省時間，而購買速食品，需知這些食物不但油多、糖多、鹽多，還加了不少對身體有害的添加物。

如果是因爲節省時間，試想當你有一天，因爲吃這些不健康的食物，而使健康受損時，要去看醫生，甚至要住進醫院，或者病重得無法工作，到時候，以前節省下來的時間，對你已毫無意義了。

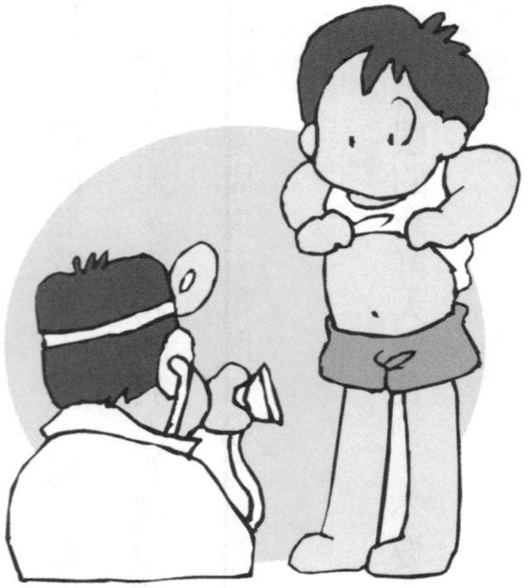

食慾來時怎麼辦？

肥胖是因爲營養失調，不知肥胖者是否有自覺。他們心裡很想減肥，但是當面對食物的時候，他們的食慾就來了，而且這種食慾比一般人都強烈；就是想吃！醫學上稱之爲「戀食狂」（craving for food）

爲什麼會產生這種情形呢？那是因爲胰島素分泌失調，引起抗胰島素反應的惡性循環所致。

因爲體內的脂肪太多，壓迫臟腑，由末端神經傳到中樞的消化吸收情報將失去正確性，減低原本的消化功能，使吃進去的食物無法正常轉爲能量，所以肥胖者的精力總是比正常體重的人差，不但容易累，而且還會常常昏昏欲睡。

又因爲脂肪積存過多後，使得胰島素接受體（receptor）失去了敏感度，迫使胰臟分泌更多的胰島素，這就是西醫所稱之的「第二型糖尿病」，是胖子最常見的合併症。

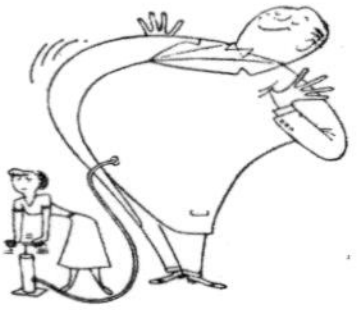

想控制體重的人，不能不注意營養，否則會造成貧血、及精神不振，所以三餐都必須吃，但必須避免攝取過多的脂肪和蛋白質。只要適量均衡的攝取各種天然新鮮食物，就不會有超重的問題發生。因爲僅就身體所消耗的量予以補充，故不致造成多餘的脂肪，新陳代謝也得以正常的運作，使原本容易發胖的體質，產生良性變化，達到了預期瘦下來的效果，也保有了健康。

這樣的減肥結果，不但使人精力充沛，也不會皮膚鬆弛，和滿臉皺紋，反而更年輕漂亮了！

爲什麼呢？因爲吃得健康，又不過量，吃下去的東西，消化以後，變成精力用完了。這種順其自然的減肥法，絕對不會在心理上或內體上造成負擔，或有挨餓受罪的感覺。

這種明智有節制的飲食習慣，是令人感到既舒服又愉快的事，也可以幫助有心減肥的人，在減肥的過程中完全沒有不適及痛苦的感覺。所以，讀者們如果明白了其中道理，又肯依著這種方法去做，保證擺脫肥胖，擁有百分之百的健康與窈窕。

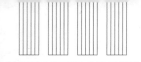

廣	告	回	信
臺灣北區郵政管理局登記證			
北 台 字	第 8719 號		
免	貼	郵	票

106-□□

台北市新生南路3段88號5樓之6

揚智文化事業股份有限公司　　收

□□□-□□

地址：　　市縣　　鄉鎮市區　　路街　段　巷　弄　號　樓

姓名：

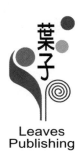

Leaves Publishing

書號 L5006

書名 肥胖不是你的錯——根本減重手冊

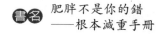

葉子出版股份有限公司

讀・者・回・函

感謝您購買本公司出版的書籍。
爲了更接近讀者的想法，出版您想閱讀的書籍，在此需要勞駕您詳細爲我們填寫回函，您的一份心力，將使我們更加努力！！

1. 姓名：＿＿＿＿＿＿＿＿

2. E-mail：＿＿＿＿＿＿＿＿

3. 性別：□ 男 □ 女

4. 生日：西元＿＿＿年＿＿＿月＿＿＿日

5. 教育程度：□ 高中及以下 □ 專科及大學 □ 研究所及以上

6. 職業別：□ 學生 □ 服務業 □ 軍警公教 □ 資訊及傳播業 □ 金融業
   □ 製造業 □ 家庭主婦 □ 其他＿＿＿

7. 購書方式：□ 書店 □ 量販店 □ 網路 □ 郵購 □書展 □ 其他＿＿＿

8. 購買原因：□ 對書籍感興趣 □ 生活或工作需要 □ 其他＿＿＿

9. 如何得知此出版訊息：□ 媒體＿＿＿ □ 書訊 □ 逛書店 □ 其他＿＿＿

10. 書籍編排：□ 專業水準 □ 賞心悅目 □ 設計普通 □ 有待加強

11. 書籍封面：□ 非常出色 □ 平凡普通 □ 毫不起眼

12. 您的意見：＿＿＿＿＿＿＿＿＿＿＿＿＿＿＿＿＿＿＿＿＿＿＿＿

＿＿＿＿＿＿＿＿＿＿＿＿＿＿＿＿＿＿＿＿＿＿＿＿＿＿＿＿＿

13. 您希望本公司出版何種書籍：＿＿＿＿＿＿＿＿＿＿＿＿＿＿＿＿

☆填寫完畢後，可直接寄回（免貼郵票）。
我們將不定期寄發新書資訊，並優先通知您
其他優惠活動，再次感謝您！！